甲状腺疾病那些事

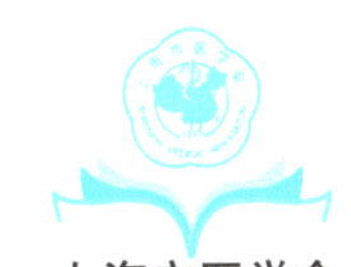

上海市医学会
百年纪念科普丛书
1917—2017

上海市医学会
上海市医学会内分泌专科分会　组编

上海科学技术出版社

图书在版编目(CIP)数据

甲状腺疾病那些事 / 上海市医学会,上海市医学会内分泌专科分会组编. —上海:上海科学技术出版社,2018.2

(上海市医学会百年纪念科普丛书)

ISBN 978-7-5478-3900-3

Ⅰ.①甲…　Ⅱ.①上…②上…　Ⅲ.①甲状腺疾病—防治　Ⅳ.①R581

中国版本图书馆 CIP 数据核字(2018)第 023942 号

甲状腺疾病那些事

上海市医学会

上海市医学会内分泌专科分会　　组编

上海世纪出版(集团)有限公司
上海科学技术出版社　出版、发行
(上海钦州南路 71 号　邮政编码 200235　www.sstp.cn)

字数:101 千　　　　印张 7.5
2018 年 2 月第 1 版　2018 年 2 月第 1 次印刷
ISBN 978-7-5478-3900-3/R·1562
定价:30.00 元

本书如有缺页、错装或坏损等严重质量问题,请向工厂联系调换

内容提要

本书分"读经典""问名医"两大部分，由上海市医学会内分泌专科分会的专家们，围绕碘在甲状腺功能与甲状腺疾病中的作用及甲状腺疾病的流行现状、早期发现与早期治疗、诊治进展等内容，详细解答了临床中广大患者及家属经常询问和关注的甲状腺疾病热点问题，便于医患沟通和交流，也为甲状腺疾病早期防控提供了独特的视角，有利于医患双方更好地进行甲状腺疾病的正确管理与全面防控。

书中还对部分专家做了简要介绍，便于读者朋友们求医就诊，更好地维护自身和家人的健康。

本书编委会

总　序

上海市医学会成立于 1917 年 4 月 2 日，迄今已有 100 年的悠久历史。成立之初以"中华医学会上海支会"命名，1932 年改称"中华医学会上海分会"，1991 年正式更名为"上海市医学会"并沿用至今。

百年风雨，世纪沧桑，从成立之初仅 13 人的医学社团组织，发展至今已拥有 288 家单位会员、22 000 余名个人会员，设有 92 个专科分会和 4 个工作委员会，成为社会信誉高、发展能力强、服务水平好、内部管理规范的现代科技社团，荣获上海市社团局"5A 级社会组织"、上海市科协"五星级学会"。

穿越百年历史长河，上海市医学会始终凝聚着全市广大医学科技工作者，充分发挥人才荟萃、智力密集、信息畅通、科技创新的优势，在每一个特定的历史时期，在每一次突发的公共卫生事件应急救援中，均很好地体现了学会的引领带动作用。近年来，在"凝聚、开放、服务、创新"精神的指引下，学会不忘初心，与时俱进，取得了骄人的成绩。

2016 年，习近平总书记在"全国卫生与健康大会"上发表重要讲话，指出"没有全民健康就没有全面小康"，强调把人民健康放在优先发展的战略地位。中共中央、国务院印发的《"健康中国 2030"规划纲要》明确了"共建共享、全民健康"是建设健康中国的战略主题，要求"普及健康生活、加强健康教育、提高全民健康素养"，要推进全民健康生活方式行动，要建立健全健康促进与教育体系，提高健康教育服务能力，普及健康科学知识等。上海市医学会秉承健康科普教育的优良传统，认真践行社会责任，组织动员广大医学专家积极投身医学科普创作与宣传教育。

近年来，学会重点推出了"健康方向盘"系列科普活动、"架起彩虹桥"系列医教帮扶活动和"上海市青年医学科普能力大赛"三项科普品牌。通过科普讲座、咨询义诊、广播影视媒体宣传以及推送科普文章或出版科普读物等多形式、多渠道,把最前沿的医学知识转化成普通百姓健康需求的科普知识,社会反响良好。配合学会百年华诞纪念活动,其间重点推出了百场科普巡讲活动和百位名医科普咨询活动。上海市医学会以其卓有成效的科普宣教工作受到社会各界好评,荣获上海市科委颁发的"上海科普教育创新奖-科普贡献奖(组织)二等奖"、中华医学会"优秀医学科普单位"和"全国青年医学科普能力大赛优秀组织奖",成为上海市科协"推进公民科学素质"百家示范单位之一。

为纪念上海市医学会成立 100 周年,同时将《"健康中国 2030"规划纲要》精神进一步落到实处,我们集中上海医学界的学术领袖和科普精英编著出版这套科普丛书,为大众提供系统的医学科普知识以及权威的疾病防治指南,为"共建共享、全民健康"的健康中国建设添砖加瓦。在这套丛书里,读者既可以"读经典"——呈现《再造"中国手"》等丰碑之作,重温医学大家叱咤医坛的光辉岁月,也可以"问名医"——每本书约有 100 名当代名医答疑解惑,解决现实中的医疗健康困扰。既可以通过《全科医生,你家的朋友》佳作,找到你的家庭医生,切实地感受国家医疗体制改革的努力给大众带来的健康保障;也可以领略《从"削足适履"到"量身定制"——医学 3D 打印技术》《手术治疗糖尿病的疗效如何》等医学前沿信息,感受现代医学科技进步带来的福音。

经典丰满的内容,来源于团结奋进、齐心协力的编写团队。这套丛书涉及上海市医学会所属的 50 余个专科分会,编委达 2 000 余名,参与编写者近 5 000 人,堪称上海市医学会史上规模最大的一次集体科普创作。我相信,每一位参与科普丛书的编写者都将为在这场百年盛典中留下手迹,并将这些健康科普知识传播给社会大众而引以为荣。

在此,我谨代表上海市医学会,向所有积极参与学会科普丛书编著的专科分会编委会及学会工作人员,向关注并携手致力于医学科普事业发展的上海科学技术出版社表示衷心的感谢!

源梦百年、聚力同行、传承不朽、再铸辉煌。愿上海市医学会薪火不熄,祝万千家庭健康幸福!

上海市医学会 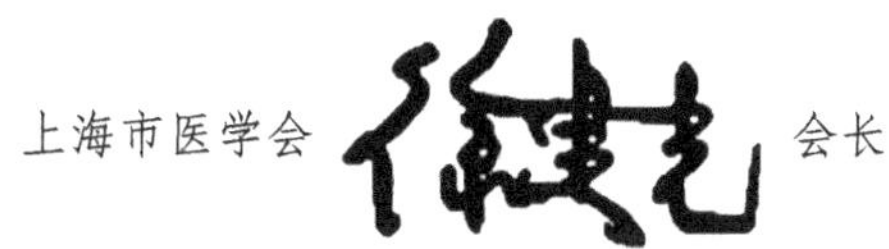 会长

2017 年 5 月

前　言

为贯彻落实《"健康中国 2030"规划纲要》，努力提高全民健康素养，加大健康教育力度，在庆祝上海市医学会成立 100 周年之际，上海市医学会内分泌专科分会组织全市内分泌学科的专家及学者们共同编写了《甲状腺疾病那些事》这本科普读物。

近年来，随着人民的生活方式、生活环境的改变，甲状腺炎、甲状腺功能亢进、甲状腺功能减退、甲状腺结节等甲状腺疾病的患病率呈逐年增加的趋势。因此，对于甲状腺疾病防治知识的了解成为民众健康知识需求的重要部分之一。故基于现有的理论，以通俗易懂的语言向公众普及甲状腺疾病的病因、诊断方法、治疗方案等的基本知识，解答众多备受关注的问题，不断提高公众对甲状腺疾病的认识，是我们撰写此书的初衷，也是提高公众健康意识的关键。

本书分"读经典"与"问名医"两个部分，"读经典"主要通过已发表的或还未发表的 11 篇经典科普文章，为公众普及基本的甲状腺疾病诊断与治疗相关知识；"问名医"则基于甲状腺疾病患者和民众应该了解的知识点，筛选 127 条备受关注的甲状腺疾病防治相关问题，由分会的专家学者对这些问题一一解答。总之，希望本书能为众多读者答疑解惑，让大家不再对甲状腺疾病产生不必要的恐慌与误解。

《甲状腺疾病那些事》编写工作从 2017 年 1 月启动，得到上海市医学会、市内各大医院内分泌学科专家、学者们的鼎力支持与无私帮助。他们在繁重的临床和科研工作之余，仍然不辞辛劳地完成撰写工作，为整部书稿的顺利完成奠定了坚实的基础，为普及甲状腺疾病防治知识做出了无私的奉献与辛勤的劳动，对他们的工作表示感谢并致以敬意！

尤其要诚挚地感谢中国工程院院士、上海交通大学医学院附属瑞金医院宁光教授，对本书编撰工作的主题确定与整理审阅，给予了最权威的专业指导。同时，我们也要感谢上海科学技术出版社对全书编写工作的付出，感谢丛书编委会所有成员对本书的指导和帮助。

《甲状腺疾病那些事》汇集了甲状腺疾病防治领域的相关科普知识，在短时间内完成全书的编写和统稿工作，难免会出现不足和疏漏之处，恳请广大读者批评指正。

当前，现代医学正以前所未有的速度向前发展，也推动了公共医疗事业的发展和进步。我们愿与所有同道一起，为普及甲状腺疾病的防治知识，为实现《"健康中国 2030"规划纲要》的宏伟目标而做出积极的贡献！

上海交通大学医学院附属瑞金医院内分泌科主任、二级教授、主任医师

上海市医学会内分泌专科分会主任委员

王卫庆

2017 年 12 月

目　录

甲|状|腺|功|能|亢|进 …………………………………… 043

甲|状|腺|功|能|减|退 ……………………………………… 068

甲|状|腺|炎|和|桥|本|病|等|

CHAPTER ONE

读 经 典

一、碘与甲状腺

　　碘作为一种微量元素，是人体内不可缺少的营养物质。碘在人体内主要被甲状腺摄取后合成甲状腺激素而发挥生理作用。早在数千年以前，中国和印度的文献就有"颈部变粗"（即甲状腺部位肿大）的描述记载。

　　碘广泛分布于岩石、土壤、水及空气中。海洋是大自然的碘库，陆地上土壤和岩石溶解的碘经河流入海，海水蒸发使碘进入大气，然后以雨水形式降到陆地来补充因河水冲刷丢失的碘。但补充的碘量并不多，因此远离海洋、高山地区的土壤常常缺碘。人体内的碘主要来自于食物，其次为水，沿海居民平均碘摄入量较内陆居民多。

　　机体因缺碘而引起的一系列障碍称为碘缺乏病。碘元素在体内主要的作用是合成甲状腺激素，碘缺乏病实际上就是由于甲状腺激素合成或分泌不足所导致的。碘缺乏可造成流产、死胎、先天畸形、新生儿甲状腺功能减退症、地方性甲状腺肿，特别是造成不同程度的脑发育障碍，即克汀病，患儿会出现严重的智力落后、聋哑、痉挛性瘫痪、骨骼发育缓慢。

　　机体是否缺碘主要与其生存的自然环境是否缺碘有关，故而碘缺乏病的分布呈明显的地方性。对于缺碘地区的居民，无论是否有缺碘的表现，都应积极补碘，尤其在孕期，及时补碘可预防生出克汀病患儿。

　　克汀病患儿进行补碘治疗甚至甲状腺激素治疗效果欠佳，因为胎儿期由碘造成的脑损伤是不可逆的，因此出生前的预防比出生后的治疗更为重要。我国从 1995 年开始实施全民食盐加碘，目前已基本消除了碘缺乏病，并大大改善了全民碘营养不良的状况。

　　随着碘摄入量的增加，碘过量的负面作用也逐渐引起人们的关注。20 世纪开始，随着食盐加碘的推广，美国、荷兰、奥地利等国家报道了碘致性甲状腺功能亢进（简称甲亢）的病例。研究发现，一次大剂量或长期较高剂量碘摄入会引起碘致性甲亢。对于缺碘地区的甲状腺肿患者，服碘盐也会引起碘致性甲亢，但这种碘致性甲亢通常是一过性的，其发病率一般于碘盐防治几年后（5～10 年）逐渐下降至加碘前水平。

　　缺碘会引起地方性甲状腺肿，高碘同样也会引起甲状腺肿。绝大多数高碘甲状腺肿为弥漫性肿大，肿大常呈轻、中度，甲状腺组织质地较坚硬，可伴有结节的发生，其发病机制并不清楚。此外，碘摄入过量还会诱发和加重自身免疫反应，引起自身免疫性甲状腺炎和甲状腺功能减退。

总而言之，碘对人体来说是不可或缺的，但是碘缺乏或碘摄入过多都会对甲状腺造成损害。我们应根据自身的生长环境和饮食习惯来控制补碘的剂量，患有甲状腺疾病的人群应在医生的指导下补碘，要做到因人而异、因地制宜、具体分析地科学补碘。

（陈家伦　宁　光）

○ 摘编自《临床内分泌学》2011 年 8 月

—— 专家简介 ——

陈家伦　宁　光

陈家伦，上海交通大学医学院附属瑞金医院终身教授、主任医师、博士研究生导师，曾任中华医学会内分泌学分会主任委员、《中华内分泌代谢杂志》总编辑、亚洲和大洋洲甲状腺协会副主席。

宁光，中国工程院院士，上海交通大学医学院附属瑞金医院终身教授、主任医师、博士研究生导师，兼任中国医师协会内分泌代谢科医师分会会长、中华医学会内分泌学分会前任主任委员。我国首位担任国际内分泌学会执行委员会委员（全球 11 位）的内分泌代谢病学专家。

二、提示可能患甲亢的一些信号

所谓甲亢，是甲状腺功能亢进的简称。其可以是甲状腺本身或甲状腺以外的多种原因引起了甲状腺激素分泌过量，这种过量的甲状腺激素进入循环血液中，作用于全身的组织和器官，造成机体神经、循环、消化等多个系统的兴奋性增高、代谢亢进为主要表现的一组疾病的总称。有时也称"甲状腺毒症"，也就是意味着在过多的甲状腺激素作用下，机体处于一种"中毒"的状态。

甲亢是一种常见的疾病，而且以女性多见。由于甲亢起病比较缓慢，临床症状常常是多种多样，稍不注意，则可能造成诊断及治疗的延误。那么，有哪些最为常见的"信号"提示你可能患了甲亢呢？

（1）怕热多汗，食量大而消瘦：即使是在冬天也比正常人的衣服穿得少，出汗较多，尤以手掌、面颈部，以及腋下为甚。食量大、容易饿，多吃却不胖，反而消瘦，并随着年龄增长更为明显。这是由于过多的甲状腺激素使机体三大代谢加速，蛋白质分解过多所引起。尽管以多吃东西来补偿甲亢时的高代谢状况，依然入不敷出。

（2）心慌、心跳加快，气短：在不活动的时候，每分钟心跳也常常在 100 次以上。大部分甲亢患者最突出的主诉是心慌、气短，这是甲亢影响心血管系统的表现形式，其严重程度与甲亢病情的严重程度密切相关，严重者还可发生甲亢性心脏病。这既可以是由于甲状腺激素对心血管系统的直接作用，也可以是甲状腺激素使交感神经系统兴奋性增高的缘故。因此，绝大多数甲亢患者表现为窦性心动过速，也有表现为心律失常。心律失常者中以房性早搏最常见，其次为阵发性或者持续性房颤。除此之外，测量血压时还可以见到收缩压升高、舒张压降低、脉压差增大等甲亢的特征性表现。

（3）多语好动、易激动，睡眠差：甲亢患者常常会有脾气的改变，变得容易急躁、情绪容易激动、多语好动、焦躁易怒，而且情绪不易控制。有些人神经过敏、紧张多虑、好猜疑，或者做事注意力不能够集中、思维跳跃、记忆力减退。部分患者在夜深人静时失眠伴着心慌，躺在床上感觉听到自己"怦怦"的心跳声。有些患者有时还会出现幻觉等精神症状。

（4）脖子粗、突眼：有些人患甲亢后会出现脖子肿大、变粗。有的患者出现眼球突出、眼裂增宽、眼白外露、流泪，看东西时有重影、模糊不清。但不是每一个甲亢患者都有这些症状，不少人得病后，可能只有其中的一部分症状，或者在不同的疾病阶段出现不同的表现。

（罗邦尧）

○ 摘编自《专家解答甲状腺功能亢进症》2005 年 8 月

—— 专家简介 ——

罗邦尧

罗邦尧，上海交通大学医学院附属瑞金医院内分泌科教授、主任医师。曾任上海市医学会内分泌专科分会名誉主任委员、糖尿病专科分会副主任委员。

三、甲亢患者如何才能治病与生育两不误

甲亢是一种常见疾病，而且以中青年为发病的高峰人群，因此甲亢患者就不得不面对如何处理治病与生育的问题。了解相关知识，及时采取防治措施，可确保治疗与生育两不误。

甲亢时性功能会发生变化吗

男性甲亢患者中，约半数出现性欲下降、阴茎勃起不坚、性生活次数减少。约20％出现勃起功能障碍，失去性生活能力。但是，甲亢出现的性欲下降、勃起功能障碍一般是功能性的，可随着甲亢被控制而消失。10％～15％可出现乳房发育，多见于年龄较大的甲亢患者。男性患者的生育能力也明显下降，精子数量减少、质量明显下降。

女性患者中，50％～60％会出现月经紊乱或闭经，不排卵或排卵不规律，并有性欲显著下降。由于月经紊乱，怀孕的概率明显降低，即使怀孕后，流产率也明显增加。虽然月经紊乱、不易怀孕，但仍有不少人意外怀孕。因此，处于生育期的甲亢妇女仍需要注意避孕。此外，少数患者会出现泌乳。

甲亢患者应积极面对婚姻生活

甲亢多发生在20～40岁年龄阶段的人群，而且女性明显多于男性。不少女性可出现月经紊乱、周期延长、闭经等，男性则可能出现乳房发育、性欲减退、勃起功能障碍等。这些必然会对婚姻生活带来不同程度的影响，因此不少处于适婚年龄的青年患者及患者家属常常会为结婚及生育的问题烦恼。

事实上，甲亢时出现的这些性功能方面的变化通常都是可逆的，会随着甲亢的控制而恢复正常。因此，如果情况容许，在病情尚未控制之前，可暂缓结婚，以免由此引起夫妻间的不愉快。对于已婚者，如果正常的夫妻生活没有受到影响，则一切如常。如果存在性功能方面的问题也不要紧张，通过积极治疗甲亢，这些问题便可解决。

由于抗甲状腺药物可通过胎盘，可能危害胎儿。因此，接受抗甲状腺药物治疗的女性患者，尤其是用药剂量较大者，应采取避孕措施。如果条件允许，患者

最好选择在成功治疗甲亢后停药半年以上，病情没有反复时再怀孕。如果是接受碘-131（^{131}I）治疗，为避免放射性药物对胚胎的影响，应该在治疗半年后才怀孕。

要关注甲亢对孕妇及胎儿的影响

不同的甲亢病情与治疗对孕妇及胎儿的影响差异很大。对于既往有甲亢，目前已治愈者，或者目前甲亢已经得到良好控制，仅用维持剂量者，甲亢对妊娠无明显影响，生下的婴儿多是健康的。

对于甲亢未被控制的女性患者，发生不孕、流产、早产、死胎、低体重儿等异常明显增多。此外，随着妊娠月份的增加，孕妇的血流量亦会增加，心脏的负担加重。如果甲亢未被控制，则可导致充血性心力衰竭、妊娠高血压综合征，甚至诱发甲亢危象等，危及孕妇的生命。

在妊娠期间，胎儿的发育必须依赖来自于母亲和胎儿自己甲状腺分泌的甲状腺激素。从妊娠 12 周起，胎儿的甲状腺逐渐具有合成、分泌甲状腺激素的功能。抗甲状腺药物可以通过胎盘，如果孕妇服用较大剂量的抗甲状腺药物，势必会抑制胎儿的甲状腺功能，导致胎儿的发育受到抑制，尤其是大脑、神经系统的发育，引起智力障碍或克汀病。此外，药物的致畸作用亦需警惕。

因此，既往有甲亢或目前甲亢仍未治愈者，在准备怀孕前，应到医院完成相关检查，以确定是否可以怀孕。在怀孕后，每月都应该到医院进行例行检查，整个孕期都应在医生的指导下度过，以确保孕妇的安全，生个健康的宝宝。

（吴艺捷）

○ 摘编自《健康生活完全指南：甲状腺病》2009 年 5 月

专家简介

吴艺捷

吴艺捷，上海交通大学附属第一人民医院内分泌代谢科教授、主任医师、硕士研究生导师。上海市中西医结合学会内分泌专业委员会副主任委员，中华医学会行为医学分会科普学组委员，中国研究型医院学会甲状腺疾病专业委员会委员。

四、甲亢可以根治吗

甲亢的药物治疗复发率较高，一般发生在停药半年后，而用药 3 年后复发率明显降低。为了防止复发，必须严格掌握停药指征，必要时可给予小剂量的抗甲状腺药物长期维持。要求除临床表现及甲状腺功能正常外，T_3（三碘甲腺原氨酸）抑制试验或 TRH（促甲状腺素释放素）兴奋试验亦正常，此时停药则更为稳妥；血 TRAb（促甲状腺激素受体自身抗体）浓度明显下降或转阴性，提示复发的可能性较小。如患者 5 年中病情反反复复，可考虑放射性[131]I 治疗或甲状腺手术治疗。

在临床工作中对甲亢治疗方法的选择，要考虑多种因素，对于年龄较小、病情轻、甲状腺轻中度肿大者一般选择药物治疗；对病情较重、病程长、甲状腺重度肿大者应采用放射性[131]I 治疗或手术治疗；甲状腺巨大或结节性甲状腺肿伴甲亢应首先考虑手术治疗。妊娠和哺乳期妇女禁用放射性[131]I 治疗。儿童患者首先考虑药物治疗，尽可能避免使用放射性[131]I 治疗。

目前放射性[131]I 治疗在难治性甲亢的治疗中取得了良好的疗效，应用大大增加。相对于药物治疗及手术治疗，放射性[131]I 治疗具有治愈率高、简单易行、复发率低、无手术的危险性等优点，但远期发生甲状腺功能减退的概率较大，还有加重甲状腺眼病的风险。

（刘志民）

○ 摘编自《甲状腺疾病 100 问》2012 年 7 月

—— 专家简介 ——

刘志民

刘志民，教授、主任医师、博士研究生导师。历任中华医学会内分泌学分会常务委员，中华中医药学会络病学分会副主任委员，上海市医学会内分泌专科分会主任委员，上海市医学会糖尿病专科分会副主任委员。

五、眼睛有病，别忘检查甲状腺

这是一位甲状腺眼病患者的日记，记录了她的眼病诊治过程和心路历程。

"我48岁那年，被诊断为格雷夫斯病（毒性弥漫性甲状腺肿，甲状腺功能亢进的一种）和格雷夫斯眼病。开始时就觉得眼睛里像有沙子，以为眼睛老花，又以为看电脑时间长了。不久，上眼皮开始红肿、眼睛发红、怕光，自己照镜子时觉得眼睛不对劲，给人的第一印象很凶。家人和同事也认为我的眼睛出了问题，于是我就到医院眼科看病。

医生的诊断是结膜炎，用了几周医生处方的眼药水和眼药膏，眼睛发红的症状减轻。但是，一停药，眼睛发红反而更严重。就这样，病情反复了3个月。这期间我的脾气越来越坏，无法自控，对同事和家人也很挑剔。同时体重减轻了近8千克，总感到燥热、紧张不安、烦躁易怒、失眠、心悸，走几百米就觉得两腿无力，不过胃口很好，吃得很多，身边的人又认为我得了更年期综合征。

但最令我害怕的是视力开始下降，看东西有时有重影（也称复视），眼睛红肿加剧，眼球突出得厉害，看上去令人恐怖，睡觉时眼睛不能闭合。眼睛又痛又痒、怕光、易流泪。由于无法坚持工作，与同事也很难相处，心情糟糕到了极点，不得不提前离开工作岗位。

离岗后，我看了另一位眼科专家，她说我可能得了格雷夫斯病，介绍我到一位内分泌专家那里看病，很快就得到了确诊和及时的治疗。在两位医生精心治疗2年半后，我终于不再吃药、打针、点眼药水及眼药膏。医生说我的病好了，我也相信是好了，但我总觉得眼睛不如生病前那样好。医生建议我每年至少做一次检查。"

这位患者的眼病与甲状腺疾病有关，因此称为甲状腺眼病。在多种甲状腺疾病中以格雷夫斯病患者发生甲状腺眼病最为多见。目前认为该病的发生与免疫异常有关，患者的免疫系统不能有效识别自身眼部组织和/或甲状腺组织，误将它们当作入侵的敌人，发动并持续攻击，导致眼睛受到伤害。

这种甲状腺眼病，早期无明显感觉。病情明显时，表现为眼球突出、凝视、眨眼减少、上下眼皮之间距离变大、眼球运动不灵活或者明显受到限制，看上去充满敌意，有点恐怖。患者自己感到眼睛怕光、流泪、异物感、胀痛，视物重影或模糊、视力下降，甚至失明，多数为双眼患病，也可单眼患病。患者的甲状腺功能既可异常，也可正常。其中部分患者先出现眼病，后出现甲状腺异常，部分患者在甲状腺疾病治愈后出现眼病，当然也可同时出现。

患者患病后，定期看医生非常重要，医生会根据眼病情况及其变化及时处理，不过处理过程相当棘手和漫长。患者必须做好自我保健，如睡觉时抬高头部有利于眼部水肿的消退，外出戴太阳镜避免强光刺激，正确使用眼药水或眼药膏，戴上特定的棱镜可以消除轻度的复视，避免吸烟和被动吸烟，防止眼病进展恶化和抵消治疗效果，最重要的是防止视力受损。

（顾明君）

○ 摘编自《上海大众卫生报·健康财富周刊》2014 年 6 月 4 日

—— 专家简介 ——

顾明君

顾明君，教授、主任医师、博士研究生导师。上海市浦东新区公利医院内分泌科、内科教研室及内科培训基地主任，浦东新区医学会理事及内分泌学分会副主任委员。

六、甲亢患者日常生活中应该注意什么

临床上，甲亢以格雷夫斯病最为常见。除了药物治疗外，日常生活方式及饮食对于疾病的转归也起到至关重要的作用。那么，甲亢患者日常生活中要注意些什么呢？

（1）忌高碘：碘是制造甲状腺激素的主要原料，摄入过多的碘可导致甲状腺激素合成增加而使甲亢病情加重。因此，甲亢患者需要忌高碘，如禁忌食海产品，如果把食物中的碘含量按比例计算，那么与一般食品相比，海带、紫菜、海苔这一类的海产品高 1000 倍以上；贝壳类、蟹类高 100 倍以上；鱼、虾、鱿鱼、乌贼高 10 倍以上。因此，所有海产品对于甲亢患者来说都是高碘食品，要尽量避免。甲亢患者应减少在外就餐的次数，尽量食用无碘盐。饭店中使用的食盐通常为加碘盐，在烹饪过程中难免有大量的碘混入食物中。甲亢患者应避免至沿海城市旅游，沿海城市特产就是海产品，在旅游就餐过程中难免会摄入大量的碘。

甲亢患者应避免使用含碘的药品及化妆品。药品方面包括抗心律失常药物胺碘酮、增强 CT 所需的造影剂、消毒所用的碘酒、含碘维生素片（包括善存、金施尔康等）；化妆品方面包括含海藻成分的护肤品等。

在饮食方面甲亢患者还应注意：①避免刺激性食物（如辛辣食物、咖啡、浓茶等），甲亢患者本身即可有心慌、怕热、精神兴奋、失眠等交感神经兴奋症状，刺激性食物可导致上述症状的加重，在甲亢症状完全控制前应避免食用。另外，某些感冒药，如对乙酰氨基酚（泰诺、百服宁）等，说明书上都标明"甲亢患者慎用"，那是因为这类药物含有伪麻黄碱，可导致心率加快，甲亢症状控制后可服用。②补充钙：高代谢是甲亢的特点之一，甲亢时常常有钙排泄增加，因此，对于伴有骨质疏松的中老年患者应注意补充钙及维生素 D。③补充维生素：甲亢患者由于代谢旺盛，极容易引起维生素的缺乏，加之甲亢本身以及甲亢治疗中抗甲状腺药物的应用，都会引起白细胞减少，也需要增加维生素的补充。

（2）避免感染：甲亢患者白细胞总数及粒细胞数量偏低，容易导致感染。若发生感染，会使已控制的甲亢复发或加重。因此，要预防各种感染，一旦发现感染征兆，应及早治疗，不建议依靠自己的抵抗力"自我康复"。

（3）注意休息，严禁吸烟：甲亢患者不宜经常熬夜，或进行长跑、游泳、爬山等剧烈活动;病情重者宜静养,甚至卧床休息。由于部分甲亢患者可伴有突眼,在长时间看书、看报,尤其是看电视后,常感觉眼球胀痛,所以患者应注意减少对眼部的刺激,避免视力疲劳。另外,吸烟是甲亢眼病的重要危险因素之一,所有甲亢眼病患者或格雷夫斯甲亢患者都应严禁吸烟,远离二手烟。

（4）远离辐射：甲状腺是人体最敏感、代谢最旺盛的器官,因此最易受到外界因素影响。射线会诱发甲状腺滤泡细胞破裂,抗原释放入血增多,抗体生成增加,导致甲亢病程延长。近年来,一些检查癌症的项目辐射源强、辐射量高,除非医生建议,应尽量少做。另外,平时应远离电器过于集中的高辐射环境,如电脑密集的机房以及巨型 LED(发光二极管)屏幕等。当然也没必要过于惶恐,平时看电视、用电脑等小剂量辐射并不会导致甲状腺功能问题,只有大剂量、密集辐射才能对甲状腺产生不利影响。

总的来说,甲亢的治疗是一个长期的过程,需要患者的充分配合,做到注意生活细节,遵医嘱服药,才能达到预期的治疗效果。

（王　曙）

○ 摘编自《上海大众卫生报·健康财富周刊》2015 年 5 月 20 日

— 专家简介 —

王　曙

王曙,上海交通大学医学院附属瑞金医院内分泌科教授、主任医师、博士研究生导师。中国医师协会内分泌代谢科医师分会委员,中华医学会内分泌学分会甲状腺学组委员,亚洲和大洋洲甲状腺协会会员。

七、治疗甲亢的方法有哪些

甲亢是临床常见疾病，患了甲亢如果不及时治疗，很容易引发各种并发症，甚至危及生命。那么如何治疗甲亢呢？

常见的格雷夫斯病和毒性结节性甲状腺肿如果不进行治疗，通常不会自愈。虽然有时少数患者已经出现甲状腺功能亢进的表现，未做任何处理，病情逐渐减轻或者消失，这只是暂时的，最终会再出现症状。如果不及时进行处理，日久则有可能引起许多并发症，严重的甚至可能危及生命。因此，得了甲状腺功能亢进必须进行正规的治疗。

目前治疗甲亢有三大"法宝"：口服抗甲状腺药物、甲状腺部分切除和放射性核素碘的治疗。

（1）药物治疗：口服抗甲状腺药物适用于病情轻、甲状腺呈轻至中度肿大者；年轻或孕妇、年老体弱或合并严重心、肝、肾疾病等而不宜手术者；做术前准备的患者；甲状腺次全切除后复发而不宜用^{131}I治疗者；也可作为放射性^{131}I治疗前后的辅助治疗。口服抗甲状腺药物应用最广，方便经济，使用较安全。

作为引起甲亢最常见病因的格雷夫斯病为自身免疫性疾病，针对其病因采用免疫抑制剂可缓解病情，尤其对浸润性突眼的防治，有较好的疗效。

（2）手术治疗：甲状腺次全切除术的治愈率可达 70%，但可引起多种并发症，可复发或出现甲状腺功能减退。适应于中、重度甲亢，长期服药无效，停药后复发，或不愿长期服药者；甲状腺巨大，有压迫症状者；胸骨后甲状腺肿伴甲亢者；结节性甲状腺肿伴甲亢者。

考虑其不良反应，以下几种情况应视为手术的禁忌：病情较重或发展较快的内分泌浸润性突眼者；合并较重心、肝、肾、肺疾病，不能耐受手术者；妊娠早期（第 3 个月前）及晚期（第 6 个月后）；轻症可用药物治疗者。

（3）同位素治疗：放射性^{131}I（碘-131）治疗利用甲状腺高度摄取、浓缩碘的能力及^{131}I释放出 β 射线对甲状腺的毁损效应，破坏滤泡上皮而减少甲状腺激素分泌。另外，也抑制甲状腺内淋巴细胞的抗体生成，加强了治疗效果。适应于甲状腺肿大II度及以上；抗甲状腺药物治疗过敏或肝脏损害；抗甲状腺药物治疗或手术治疗后复发；甲亢合并心脏病，或白细胞、血小板计数低下，或全血常规指标低下;手术禁忌证如内分泌浸润性突眼;妊娠、哺乳期妇女禁用放射性核素治疗(^{131}I可透过胎盘,也可进入乳汁)。

(4) 其他治疗方法:口服抗甲状腺药物治疗后容易复发,甲状腺部分切除手术存在风险(如由于局部出血、喉返神经受损而出现声音嘶哑),放射性核素治疗短期易诱发甲状腺炎,远期易合并甲减。近年来,国外有用口服地塞米松、环磷酰胺、环孢素等免疫抑制剂治疗甲亢,虽然有一定疗效,但由于用量大,不良反应大,全身用药受到限制。如用于甲状腺局部治疗,用量小、不良反应小,可提高缓解率,减少复发率。

(彭永德)

○ 摘编自《常见甲状腺疾病实用手册》2016 年 5 月

— 专家简介 —

彭永德

彭永德,上海交通大学附属第一人民医院内分泌代谢科主任、内科教研室主任、教授、主任医师、博士研究生导师。中华医学会内分泌学分会常务委员,上海市医学会内分泌专科分会候任主任委员兼基础学组组长,上海市康复医学工程研究会常务理事。

八、冬季手脚冰冷的另类原因——人体"发动机"怠速运行

一波寒潮的到来，彻底宣告了冬天模式启动。王阿姨和往年一样，早早就穿上毛衣、毛裤，外面还裹上厚厚的羽绒服。尽管如此，她还是感觉手脚冰凉、浑身发冷，而且整天提不起精神，记忆力减退，干活经常丢三落四。开始她以为是自己身体虚，吃了不少补品，包括市面上的"东阿阿胶"，但依然不见好转，这才想到去看医生。化验结果显示，王阿姨的甲状腺激素水平明显低于正常，最终确诊是甲状腺功能减退。

手脚冰凉，一般不是病

寒冷是人们在冬季的自然感受，相信很多人都有手脚冰凉的经历。皮肤下有冷、热感受器，可以感受外界温度的变化。当皮肤感受器感到寒冷时，就会关闭皮肤的毛细血管，让血液优先流向心、肺等重要器官。这是人体的自我保护功能，在寒冷的环境中让内脏保持温暖。但这样一来，流向皮肤、肢体末梢的血量就会大大减少。这就是为什么在寒冷的季节，人们的手、脚和脸部会很冷。如果在寒冷的室外，手脚冰凉不足为奇，但有些人即使在暖和的室内也会出现手脚冰凉的现象，而且往往女性居多。若怕冷的感觉格外明显，同时有乏力、困倦、体重增加、胃口下降、便秘，女性还有月经不调等症状，最好去医院查一下甲状腺功能，可能是甲状腺功能减退（又称甲减）。

手脚冰凉且怕冷是甲减患者冬天最常见的症状

说到甲减，就不能不先谈甲状腺。甲状腺是人体最大的内分泌器官，重15～25克。它位于颈前部，喉结下方 2～3 厘米处，外观呈蝴蝶状，分左、右两个侧叶，中间以峡部相连。甲状腺的主要功能是合成甲状腺激素，调节机体新陈代

谢,而甲状腺激素被誉为人体的"生命之火"。甲减是各种原因导致的甲状腺激素合成及分泌不足所致的代谢综合征。

据调查,我国甲减(包括临床甲减和亚甲减)患病率约为 6.5％,且呈逐年上升趋势。甲减似乎特别"偏爱"女性,女性患者与男性患者的比例约为 8∶1,尤其是青春期、妊娠期、分娩后和更年期女性更易罹患此病。成年人甲减最常见的病因是桥本甲状腺炎,其他原因有甲状腺手术及放射碘治疗、亚急性甲状腺炎后期以及碘摄入不足(主要见于碘缺乏地区)等,因垂体前叶功能减退及下丘脑病变引起的甲减临床比较少见。与甲亢相反,甲减患者由于基础代谢率降低,临床表现为怕冷、少汗、便秘、皮肤干燥、毛发脱落、心率缓慢、疲乏、嗜睡、反应迟钝、精神不振或抑郁、贫血、面色蜡黄、有黏液性水肿等。由于机体产热能力下降,甲减患者会比普通人更怕冷。

甲减的危害是全身性的,轻症甲减可导致患者畏寒、无力、食欲不振、身体虚肿、性功能障碍、精神萎靡、反应迟钝、记忆力下降等,显著影响患者的生活质量和工作能力。重症甲减可导致心包积液、心力衰竭、血脂紊乱、贫血、黏液性水肿甚至昏迷等。孕龄期妇女患有甲减可以导致不孕,妊娠期甲减不但容易导致流产、早产,而且会影响到后代的智力发育。甲减的临床表现多种多样,缺乏特异性,不像甲亢有"粗脖子""突眼"等典型体征,加之病情进展缓慢,因此甲减在早期很容易被忽视或漏诊。例如,常因月经不调被误诊为更年期综合征;因少言寡语、精神萎靡被误诊为抑郁症;因心动过缓、心包积液、肢体浮肿被误诊为冠心病等。

甲减病友如何安然过冬

由于患者甲状腺激素水平低下,机体产热不足,患者常常是耐热不耐冷,耐夏不耐冬。治疗上不仅需要坚持正常的甲状腺素替代治疗,在日常生活中根据自身及季节特点,调节生活方式和饮食习惯等,也是辅助治疗和自我治疗的好方法。

(1)生活起居避寒保暖:甲减患者的身体所产的能量下降,免疫力及抵抗力较差,在冬季比一般的人更容易受寒感冒,因此就更应注意防寒保暖。冬季天寒地冻、草木凋零,是自然界万物闭藏的季节,人的阳气也要潜藏于内。因此,冬季养生的基本原则也当讲"藏",如中医古书上所说的冬季要"早卧晚起,以待日光",这是因为冬季寒冷,早晚尤甚。甲减患者本身由于缺少甲状腺素,体温偏低,在清晨和傍晚就更不宜外出活动。而且清晨的空气质量并不像人们一般认为的那么"新鲜",反而是最差的时候。对有早起锻炼习惯的中老年人来说,冬季尽量应推迟早起锻炼时间,避免受寒。多活动多锻炼可以使经络通畅、气血流通,增强甲减患者的抵抗力,但要注意防止运动过于剧烈。过度运动不仅无益于健康,还可能诱发老年人的心脑血管疾病。像甩手、捶背、散步、太极拳等锻炼方法很适合中老年甲减患者。

(2)搓手暖脚促循环:甲减患者末梢循环不好,容易手足发凉,四肢欠温。在寒冷的冬日,这些身体暴露的部位就更容易受寒。中医学认为,阴经、阳经等十二经脉多在手指处交会,手上有许多穴位,经常搓揉按摩不仅可活动关节,有利气血经脉通畅,升提阳气防寒保暖,还可以帮助甲减患者缓解手胀、晨起手指关节僵硬的症状。这种保健方法十分简便,在看电视或坐车的时候都可以做。甲减患者每天晚上,特别是睡前,用一盆热水泡脚半小时,边泡边搓,不仅能促进血液循环,还能改善睡眠。

甲减患者在冬天如何饮食

简单来说,甲减患者在冬天掌握两个原则。①宜温补、忌寒凉:在中医学看来,日常食物有寒凉温热之性,阳气有温煦机体、促进气血运行的作用,阳虚则寒。甲减患者怕冷、喜热、乏力,多属中医的阳虚,冬天寒冷最适宜进食温补之物。在肉类食品中,羊肉、狗肉、鹿肉、牛肉等性属温热滋补,蛋白质含量高、能量高,可以多吃。从西医角度,在营养不良条件下,甲状腺功能有低下趋势,供应足够的蛋白质和能量能改善甲状腺功能。蔬菜类中韭菜、山药可以温阳健脾,瓜果类中胡桃肉可以补肾温阳,甲减患者宜多食用。但寒凉生冷之品如冷饮、苦瓜、西瓜、菊花等则少吃为好,蟹性凉不宜多吃。由于甲减患者胃肠功能减弱,不容易消化,容易出现腹胀等问题,所以海产品最好清蒸食用,不仅能保持味道的鲜美,还避免油腻以免加重胃肠负担。②宜低盐,忌偏咸:甲减患者由于黏液性水肿常常手足肿胀、身体发胖,盐分较高的食物会引起水钠潴留而加重黏液水肿。虽说甲减患者不像肾病患者一样要严格限制食盐的摄入,但也要少吃偏咸的食品(如腌渍咸菜等)为好。

(余 飞)

○ 摘编自"上海市第十人民医院"微信公众号

—— 专家简介 ——

余 飞

余飞,同济大学附属第十人民医院核医学科副主任医师、医学博士。擅长甲亢、甲减、桥本甲状腺炎、甲状腺肿瘤和结节的诊治。

九、怀孕期间甲状腺功能减退怎么办

甲状腺疾病是我国育龄妇女的常见病之一,也是我国妊娠前半期妇女的常见病。妊娠妇女甲减(或亚临床甲减/TPOAb 阳性)会增加不良妊娠结局(如早产、低体重儿、流产、死胎、妊娠期高血压发生率增加)和增加后代神经智力发育损害的风险,故妊娠期甲状腺功能的监测很有必要。

妊娠期甲状腺功能筛查选择在妊娠 8 周以前,最好是在怀孕前筛查。筛查指标包括血清游离甲状腺素(FT_4)、促甲状腺素(TSH)、甲状腺过氧化物酶自身抗体(TPOAb)。

妊娠期最常见的甲状腺功能异常为甲减,妊娠期甲减包括临床甲减(血清 TSH 水平升高,FT_4 水平降低)、亚甲减(血清 TSH 水平升高,FT_4 水平正常)和低 T_4 血症(血清 TSH 水平正常,FT_4 水平降低),其常见的原因为自身免疫性甲状腺炎。

计划妊娠的妇女,最好将血清 TSH 控制在<2.5 毫单位/升后考虑怀孕;对于妊娠期间甲减,TSH 治疗目标是:妊娠早期 0.1～2.5 毫单位/升;妊娠中期 0.2～3.0 毫单位/升;妊娠晚期 0.3～3.0 毫单位/升。一旦明确甲减诊断,应立即开始治疗,尽快达到治疗目标,减少不良妊娠结局。

甲减治疗药物为左甲状腺素片。妊娠期间需要定期检查甲状腺激素水平,妊娠前半期应当每月检测 1 次甲状腺功能,并根据控制目标,调整左甲状腺素片剂量;在妊娠 26～32 周应当检测 1 次血清甲状腺功能。

对于妊娠期亚甲减患者,如果伴 TPOAb 阳性者应当接受左甲状腺素片治疗,治疗目标同临床甲减患者;但是对 TPOAb 阴性的亚甲减患者可以不予治疗;单纯低 FT_4 血症对胎儿发育不良影响尚不十分清楚,不常规使用左甲状腺素片治疗。

甲减孕妇在妊娠期间,左甲状腺素片的服用剂量会逐渐增加,至妊娠 20 周左右达到稳定状态,故产后左甲状腺素片剂量应降至孕前水平(妊娠前甲状腺功能正常者产后可暂时停用左甲状腺素片),并于产后 6 周复查 TSH 水平以决定治疗方案。

甲减产妇母乳喂养十分安全,补充的左甲状腺素片是机体中的营养物质,机体分泌不足时的替代补充治疗，只要剂量合适，甲状腺激素替代治疗是安全可靠的。

（盛春君）

○ 摘编自"上海十院内分泌与代谢病科"微信公众号

—— 专家简介 ——

盛春君

盛春君，医学博士，同济大学附属第十人民医院内分泌与代谢病科副主任医师。上海市糖尿病康复学会委员，上海市内分泌临床检验质量控制中心秘书，上海市医学会糖尿病专科分会青年委员，上海市医学会内分泌专科分会甲状腺学组委员。

十、揭开"桥本甲状腺炎"的神秘面纱

"甲状腺弥漫性病变（B超检查）、TgAb↑、TPOAb↑"，看到这样的检查结果，患者往往如临大敌，而对于内分泌医生给出的诊断"桥本甲状腺炎"更是一头雾水："这是什么病？严重吗？要开刀吗？"

什么是桥本甲状腺炎

桥本甲状腺炎又称慢性淋巴细胞性甲状腺炎，是甲状腺的一种自身免疫性炎症，女性多发，具有遗传易感性及家族聚集性。桥本甲状腺炎起病隐匿，进展非常缓慢，大都没有症状，往往是在无意中或体检时才发现。有些患者表现为颈部增粗，超声提示甲状腺弥漫性肿大，伴有咽部不适或轻度吞咽困难，有时有颈部压迫感。大多数桥本甲状腺炎者甲状腺功能是正常的，仅表现为甲状腺抗体（特别是甲状腺过氧化物酶抗体 TPOAb、甲状腺球蛋白抗体 TgAb）升高，但随着疾病的进展，炎症对甲状腺滤泡不断破坏，约有一半的患者最终会发展成为甲减，表现为怕冷、心动过缓、便秘、浮肿等。

为了明确桥本甲状腺炎，通常需要做以下检查。

（1）甲状腺功能：桥本甲状腺炎早期，甲状腺功能大都正常（T_3、T_4 及 TSH 都在正常范围内）；随着病程进展，血 TSH 逐渐升高，T_3、T_4 仍正常，即变成亚临床甲减；再进一步，甲状腺功能表现为甲减（即 T_3、T_4 下降，TSH 升高）。

（2）甲状腺自身抗体：TgAb 和 TPOAb 明显升高是本病的特征之一。

另外，甲状腺超声检查显示甲状腺肿大，呈弥漫性，不均匀的低回声改变。

桥本甲状腺炎怎么治疗

桥本甲状腺炎一般不需手术治疗，确诊桥本甲状腺炎后，需要根据甲状腺激素水平及有无症状而决定是否进行治疗。当出现甲减时，需要左甲状腺素片替代治疗，从小剂量开始，逐渐加量，直至血 TSH 降至目标值。左甲状腺激素替代一般需终身治疗，不能随意停药；当出现亚甲减时，需根据患者的年龄、症状等多方面情况决定是否替代治疗；对于仅仅出现抗体升高的桥本甲状腺炎，不必治疗，但需要每半年至一年复查甲状腺激素水平，警惕其发展为甲减。

（盛春君）

○ 摘编自"上海十院内分泌与代谢病科"微信公众号

十一、发现甲状腺结节后，应采取怎样的检查策略

当发现甲状腺结节后，应该找专业的内分泌科医师就诊。通常医师会进行详细的病史询问，这有助于对甲状腺结节性质的判断。伴有烦躁、多汗、心悸等甲亢症状的结节可能是高功能甲状腺腺瘤，也可能是亚急性甲状腺炎和桥本甲状腺炎的早期表现；伴有甲状腺功能低下的结节，一般可能为亚急性甲状腺炎和桥本甲状腺炎的后期表现；儿童期颈部有放射性治疗病史的结节，或者非甲状腺肿流行区儿童的甲状腺结节恶性的概率大一些；有甲状腺癌家族史的结节恶性比率高一些；多年存在的结节短期内无痛性明显增大时要考虑恶变的可能。

发现结节后还应做一些必要的生化检查，包括甲状腺功能、甲状腺自身抗体及相关肿瘤标志物的测定。大多数甲状腺结节患者的甲状腺功能在正常范围，伴有促甲状腺素释放素（TSH）异常的结节恶性可能性小。甲状腺特异性自身抗体促甲状腺激素受体抗体（TRAb）、甲状腺过氧化物酶抗体（TPOAb）、甲状腺球蛋白抗体（TGAb）对自身免疫性甲状腺炎结节的诊断有意义，对结节良恶性的区别无特殊意义。降钙素是甲状腺滤泡旁细胞分泌的激素，甲状腺滤泡旁细胞也是甲状腺内的一种细胞，其作用为分泌降钙素，调节体内钙的代谢。由滤泡旁细胞形成的恶性癌结节称为髓样癌，降钙素在甲状腺髓样癌中升高，因此在甲状腺结节性质的判断过程中，医师会建议抽血查降钙素以排除甲状腺髓样癌可能。

近年来，高分辨率超声检查仪相继问世，应用高分辨率超声发现甲状腺结节的敏感性很高，有助于甲状腺结节性质的判断；也可以在超声引导下进行细针穿刺及细胞学检查，从而提高良、恶性结节的诊断准确率。

一般而言，甲状腺结节的检查需要在有经验的专科医师指导下，综合考虑病史、实验室检查结果、影像学检查结果才能做出准确的判断。

（刘志民）

○ 摘编自《甲状腺疾病 100 问》2012 年 7 月

CHAPTER TWO

问名医

说一说那些经"碘"问题

1. 什么是碘

碘是一种人体必需的微量元素，有"智力元素"之称，通常与其他元素形成碘化物，同蛋白质、脂肪、糖类、维生素等一样，作为一种营养素被人体吸收，在维持机体健康的过程中发挥着重要的作用。

碘在自然界中分布极其广泛，岩石、土壤、水、动植物和空气中都含有微量的碘，但分布极不平衡。自然界中绝大多数碘在海洋中，海水含碘最为丰富和稳定，河水中的碘主要来自土壤，因而河上游含碘量低，下游较高。不同地区土壤含碘量不同，沿海地区和岛屿上的土壤内含碘量高，地质倾斜角度较大的地区、内陆地区和经冰水冲刷后形成的土壤含碘量低。空气以海洋上空的空气碘含量最高，越近内陆越低。

人体内碘的主要来源是食物，约占总摄入量的 80%；其次是水，占总摄入量的 10%～20%；还可以从空气中摄入一定量的碘。

（王卫庆　朱　巍　王　曙）

—— 专家简介 ——

王卫庆

王卫庆，二级教授，主任医师，博士研究生导师，上海交通大学医学院附属瑞金医院内分泌科主任，上海市内分泌肿瘤重点实验室主任，上海市内分泌代谢病研究所副所长。中华医学会内分泌学分会副主任委员，中国医师协会内分泌代谢科医师分会总干事，上海市医学会内分泌专科分会主任委员。

2. 碘为什么对人体那么重要

甲状腺是唯一能浓聚和利用碘的内分泌腺体。碘进入体内后，被甲状腺的滤泡上皮细胞摄取,浓聚在甲状腺内合成甲状腺激素。甲状腺激素是具有生物活性的碘化合物,经由血液被运送到体内而发挥生物功能。甲状腺激素作用于全身各个器官、组织,可以调节机体的基础代谢,影响营养物质的合成和分解,尤其在神经系统代谢、生长和发育成熟中起十分重要的作用,而碘是合成甲状腺激素的必需原料,因此碘对于人体极其重要。

甲状腺激素在人体生长发育的不同时期都有影响,在胎儿期缺碘可引起早产、流产,或死胎、胎儿先天畸形或异常;新生儿缺碘可出现智能发育障碍、聋哑、身材矮小、黏液性水肿、神经运动障碍等;儿童和青少年期缺碘可导致体格发育落后、智力落后、单纯聋哑;成人阶段缺碘,由于甲状腺激素合成减少,使甲状腺发生代偿性肿大,此时可出现颈部增粗、反应迟钝、皮肤粗糙、腹胀、黏液性水肿、畏寒、乏力、体重增加等一系列症状。

(王卫庆　朱　巍　王　曙)

3. 碘在人体内如何代谢

人体内碘主要存于两个位置:甲状腺池和细胞外液池。甲状腺池主要储存甲状腺激素和碘化酪氨酸,含有机碘共 8～15 毫克;细胞外液池储存碘离子,约 150 微克,两池的储量相对恒定。碘在体内的代谢处于动态平衡,每天有部分碘离子从细胞外液池进入甲状腺池合成甲状腺激素,同时甲状腺每天从甲状腺激素池中摄取约 75 微克激素碘,其中 15 微克以有机碘的形式通过胆汁由粪便排出,60 微克激素碘经脱碘后回到细胞外液池,随体内多余的无机碘经尿排出体外,故碘的最低生理需要量为每人 75 微克/天。由于人体摄碘时还受众多因素影响,因此碘的供给量应大于需要量,一般为需要量的两倍。

目前国际上推荐的碘摄入量标准为婴幼儿每天碘摄入量为 90 微克,儿童每天碘摄入量为 120 微克,成人每天碘摄入量为 150 微克,妊娠和哺乳女性每天碘摄入量为 250 微克。根据推荐的碘摄入量计算,正常成人每天食用碘盐量以 6 克为宜,相当于一个啤酒瓶盖的碘盐,再加上日常食物和饮用水,完全可以满足每天所需碘元素的补给。

(王卫庆　朱　巍　王　曙)

4. 中国补碘的现状如何

中国曾是一个碘缺乏的国家,碘缺乏病曾是我国常见的地方病之一。由于人们对碘缺乏可能造成危害的担忧，尤其是为了避免对智力发育和甲状腺功能的影响，我国自 1995 年开始实施全民食盐加碘干预措施。然而很多人并没有根据自身的生长环境和饮食习惯来控制补碘的剂量，一昧地认为补碘越多越好。1997 年，我国进入碘摄入过量的状态。

2000 年我国修改了食盐的加碘标准，首次提出食盐碘含量的上限，但至2012 年我国碘营养仍处于碘超足量状态。2012 年 3 月，国家全面修改食盐加碘法规，新法规有两个变化：一是食盐加碘浓度调整为 20～30 毫克/千克，二是摒弃了全国食盐统一的碘浓度的法规，授权各个省、直辖市、自治区可以根据本地区的自然碘资源的状况制定本地区的食盐加碘浓度。

自我国实行全民食盐加碘以后，我国国民经历了 6 年的碘过量营养状态和10 年的碘超足量营养状态。在实施新食盐加碘法规之前，我国居民仍处于碘超足量的状态。

（王卫庆　朱　巍　王　曙）

5. 我们应不应该吃碘盐

食物含碘量的高低与所处地理环境密切相关，在缺碘的土壤中生长的动、植物也会缺碘。海洋生物含碘量高，陆地食物如蛋、奶含碘量相对稍高，而肉类和淡水鱼较低，因此除了海产品，人们只能从食物中摄取很少量的碘。对于一些缺碘地区的人群，单单从饮食上获得的碘是不够的，食盐加碘是补碘最经济、最有效、最便捷的干预措施，因此对缺碘地区的人群需要长期坚持补碘，最好每天(生活性)食用碘盐，此外还应适当吃些海带、海藻、紫菜、海鱼等海产品。

长期居住在高碘地区或进食大量海产品的人群，缺碘情况不严重，可少吃些碘盐。患有甲亢、甲状腺炎等相关甲状腺疾病的患者，需要听取医生的建议不吃或者少吃碘盐，同时注意进行甲状腺功能的监测。因此，我们要因人而异、因地制宜、具体分析地吃碘盐。

（王卫庆　朱　巍　毕宇芳）

—— 专家简介 ——

毕宇芳

毕宇芳，上海交通大学医学院附属瑞金医院内分泌科主任医师、博士研究生导师。上海市内分泌代谢病研究所副所长，中华医学会内分泌学分会委员，上海

6. 吃碘盐会不会造成碘摄入过量

在食盐中加碘的方法是投资少、收效大的一项利国利民的措施，我国政府为了加强这项措施的实行，将它作为法律形式规定下来。很多人担心每天吃的加碘食盐会导致碘过量的现象，其实不必担心。正常健康成人每天需摄碘量为100～200微克，人体可耐受碘的最高摄入量为600微克，每天摄入的食盐是有限的，平均为6克，目前我国实验加碘浓度为20～30毫克/千克，即人体每天通过碘盐摄入碘的含量为120～180微克，且摄入的碘因各种因素影响并不能完全被人体吸收，因此食盐中加的碘量只是一个基础量，不会仅仅因为食盐中的碘而引起碘摄入过量。

（王卫庆　朱　巍　毕宇芳）

7. 哪些因素影响碘吸收

体内的甲状腺激素代谢产物经过肝脏代谢后，经胆汁排入肠道，再经过肠吸收进入血液中被甲状腺再吸收利用，该过程被称为"碘代谢的肠肝循环"。豆制品中含有多种皂角苷，这些物质在肠道会抑制"碘代谢的肠肝循环"，影响碘的再吸收利用，引起碘相对不足。此外，木薯、玉米、高粱、小米、黄豆、花生、豌豆、生姜、杏仁等物质含有硫氰酸盐，在胃肠道可转化成硫氰根离子（SCN^-），可竞争性地抑制碘离子向甲状腺的输送，使碘排出增多。蔬菜如甘蓝、卷心菜、芜青、大头菜、芸苔、芥菜等富含硫葡糖苷的水解产物，可抑制碘的有机化过程，因此甲减患者及部分甲状腺肿患者应注意减少食用上述食物。

（王卫庆　朱　巍　王　曙）

8. 忌碘饮食、低碘饮食、适碘饮食分别是什么

忌碘饮食，通俗地说就是尽力避开所有含碘的食物，尤其是高碘食物，如海产品、含碘的药物、含碘的保健品、碘盐等。

低碘饮食是指比正常人少吃一点碘，每天摄碘量小于150微克。和忌碘饮食相比，低碘饮食就宽松多了。碘盐的摄入不必控制得那么严格；如果选择加碘

盐或低碘盐，就不要吃海带、紫菜、海苔、虾贝等含碘高的海产品，也需要尽量避免含盐的加工食品。

适碘饮食就是和正常人一样，每天摄碘量约为 150 微克，正常吃饭即可，但注意不要长期、大量进食海带、紫菜、海苔、虾类、贝类等含碘高的海产品。

（王卫庆　朱　巍　王　曙）

9. 哪些食物含碘量高

加碘盐和海产品含碘丰富，是碘的良好来源。海产品中尤以海带的含碘量最高。其他食物中，蛋、奶含碘量较高，其次为肉类。淡水鱼的含碘量低于肉类。植物的含碘量是最低的，特别是水果和蔬菜。下表中列举了常见食物中的含碘量。

种　类	食　物	含碘量 [微克/（100 克可食部）]
菌藻类	海带（干）	36 240.0
	紫菜	4 323.0
	海带（鲜）	113.9
鱼虾蟹贝类	贻贝	346.0
	海鱼	295.9
	虾皮	264.5
	虾米、虾仁	82.5
	淡水鱼类	3～8
禽蛋类 乳制品	鸡蛋	27.2
	鸭蛋	5.0
	牛奶	1.9
	酸奶	0.9
畜肉类	猪肝（卤）	16.4
	牛肉（瘦）	10.4
	羊肉（瘦）	7.7
	猪肉（瘦）	1.7

（续表）

种　类	食　物	含碘量 [微克／（100 克可食部）]
蔬菜	小白菜	10.0
	青椒	9.6
	番茄	2.5
	茄子	1.1
水果	柿	6.3
	橘子	5.3
	菠萝	4.1
	梨	0.7

▲ 以上数据来源于中国营养学会

（王卫庆　朱　巍　王　曙）

10. 哪些药物含碘量高

　　除了饮食之外，一些口服药物、皮肤用药及口服或静脉造影剂也含大量的碘，如祛痰剂和抗过敏药含有碘化钾、碘化钙，每 200 毫克胺碘酮含碘 75 毫克，含碘维生素每片含碘 150 微克。常规口服胆囊造影剂每支含碘量为 180～320 毫克，静脉肾盂造影剂含碘量往往超过 1 克，单次口服胆囊造影剂或静脉肾盂造影剂后，血中碘的浓度会增加 200 倍，维持高水平达数天至数周。其中，由胺碘酮治疗引起的甲状腺毒症最为常见，称为"胺碘酮源性甲状腺毒症"。

　　胺碘酮是一种常见的抗心律失常药物，通常用于治疗难以控制的心房或心室快速型心律失常。在碘充足地区使用该药出现胺碘酮源性甲状腺毒症的发生率为 6％，在碘缺乏地区发生率为 10％。因此，在胺碘酮治疗前和开始治疗 1～3 个月时必须检查甲状腺功能，其后每隔 3～6 个月进行监测，以预防胺碘酮源性甲状腺毒症的发生。

（王卫庆　朱　巍　王　曙）

11. 碘-131 如何应用在甲状腺疾病中

　　碘-131（^{131}I）是碘的放射性核素，能发射 β（贝塔）射线和 γ（伽马）射线，可以通过甲状腺对[131]I 摄取的量、速度和停留时间来判断甲状腺的功能状态。甲亢患者摄碘量明显增多，[131]I 发射的 β 射线几乎全部被甲状腺组织吸收，可以破坏功能亢进的甲状腺组织，使甲亢得到缓解或治愈。

为防止影响甲状腺吸收[131]I，患者在检查前应停止服用含碘的食物与药物，如海带、紫菜、海蜇、海鱼等，需在此检查前，根据食用量停用 2～4 周；含碘药物，如复方碘溶液、碘化钾、含碘片等，以及含碘中药，如海藻、昆布等，需停用 2～6 周；含碘造影剂需停用 8 周左右。此外，抗甲状腺药物停用时间较短，硫脲类药物在检查前需停用 2 周以上，甲巯咪唑需停用 1 周以上。

（王卫庆　朱　巍　毕宇芳）

12. 孕妇应该如何补碘

妊娠会消耗孕妇体内大量的碘，碘缺乏会导致母体甲状腺激素的不足，从而使胎儿出生时甲状腺激素缺乏，甲状腺激素对正常的脑发育至关重要，如果不及时治疗，将会对婴幼儿的神经智力发育及认知功能产生不可逆的影响，在碘缺乏的一定范围内，这种影响随着碘缺乏的严重程度而逐渐加重。因此，妊娠期补碘是十分必要的。

那孕妇究竟该补多少碘呢？目前指南中推荐孕妇孕期每日应摄入碘 250 微克。在大多数地区，妊娠期的女性通过正常饮食只能补充正常人体最基本的碘量，通过食用大量的海产品补碘显然是不现实的。因此，怀孕女性每天除正常饮食外应该口服含碘 150 微克的补充剂，补碘形式以碘化钾为宜，最好在计划怀孕时提前 3 个月开始补充。

但这并不意味着怀孕期间补碘越多越好。研究发现，碘摄入过量易引起产后甲状腺炎的发生，且过量的碘将会暂时抑制甲状腺功能，以防止甲状腺功能亢进。正常成年人和较大的孩子甲状腺功能成熟，能够避免由碘过多导致的甲状腺功能减退，而胎儿和新生儿甲状腺腺体还未成熟，尚没有这种保护功能，对于连续过量的碘摄入会导致长期的甲状腺功能损害，进而影响神经发育，因而孕妇需要避免持续每天摄入超过 500 微克的碘。

（王卫庆　朱　巍　王　曙）

13. 测尿碘有什么用

血液循环中，部分碘会被甲状腺摄取用于合成甲状腺激素，碘在甲状腺内更新很慢，每日仅更新 1%～2%，因此甲状腺摄取碘的功能有限，它只摄取每日所需要的量，多余的碘大部分经肾脏随尿排出体外，因此人体与外界碘交换也处于平衡状态。

由于所有摄入过量的碘都经过肾脏排出，所以测定尿碘可以反映机体碘的摄入情况。目前使用学龄儿童的尿碘值反映地区的碘营养状态，国际上规定尿碘中位数（MUI）100～200 微克/升为碘适宜状态，MUI 200～300 微克/升为超足量碘摄入，MUI＞300 微克/升是碘过量，MUI 50～100 微克/升为轻度碘缺乏，MUI 20～50 微克/升为中度碘缺乏，MUI＜20 微克/升为重度碘缺乏。

虽然尿碘中位数可以反映碘营养状态，但是尿碘容易受到尿量和尿碘排泄波动的影响，因此单次尿或 24 小时尿碘浓度并不能有效反应个体碘营养情况，只能反映近一段时间个体的碘摄入状况。

（王卫庆　朱　巍　王　曙）

14. 盐分为哪几种

普通盐、健康平衡盐、低碘盐、无碘盐、海盐、矿盐、竹盐……超市里各种盐有何差别很难分清，特别是对于甲状腺疾病患者，选盐更是头疼的问题，因为有些患者需要忌碘饮食，有些患者需要低碘饮食。到底应如何区分各种各样的盐？

按照碘含量的多少，食盐主要分为三类：加碘盐、无碘盐、低碘盐。

（1）普通盐（加碘盐）：目前市面上销售的普通盐即加碘盐，按照我国《食用盐碘含量》的国家标准，100 克盐中根据含 2000 微克、2500 微克、3000 微克碘而分为三档水平，各省市会有差异。这类盐基本涵盖全国。竹盐、健康平衡盐等都是含碘盐。

（2）无碘盐：无碘盐的营养成分表注明每 100 克盐含碘量为 0 微克，即不含碘，通常在包装上标有"无碘盐"三个字说明，部分超市可能无法买到。其中需要注意的是，海盐和矿盐并不含碘，属于无碘盐。

（3）低碘盐：低碘盐一般也都有"低碘盐"的标识，营养成分表显示每 100 克盐含碘量小于 2000 微克，略低于普通盐的含碘量。

因此，购买食盐时应注意包装上的含碘量，大部分健康人群和一部分甲状腺病患者并不需要食用无碘盐或低碘盐，甲亢、甲状腺炎、自身免疫性甲状腺疾病患者中的少数人，因治疗需要遵循医嘱可不食用或者少食用碘盐。

（王卫庆　朱　巍　王　曙）

15. 什么是碘缺乏病

碘缺乏病是由于机体碘营养不良所致的一组关联疾病的总称，包括地方性甲状腺肿、克汀病等，主要发生于碘缺乏地区。虽然碘缺乏病可以影响各个年龄组，但影响严重的主要为胎儿、新生儿与婴儿。

当胎儿在母体发生甲状腺激素不足时，胎儿的神经发育受到严重的损害，会导致呆小症，又称克汀病。患儿多表现为少哭、少动、嗜睡、主动吃奶差、新生儿黄疸期长、便秘、体重不增、对外界反应差等。随着病情的发展，患儿出现特殊的面容和体态：头大、额短、面方、眶周浮肿、眼距增宽、鼻梁塌陷、头发稀疏、颈短、唇厚流涎、舌肥大而多外伸、表情淡漠。此外，患儿发育障碍明显，体格、智力发育严重延迟，伴有听觉和语言障碍，下肢呈痉挛性步态，严重者不能行走、爬行或导致瘫痪。同时，患儿伴有心脏扩大、心率慢、血压低、体温低、性器官发育延迟等。

（王卫庆　朱　巍　王　曙）

16. 为什么缺碘会导致"大脖子病"

"大脖子病"即地方性甲状腺肿，其主要原因是由于长期碘摄入量不足，体内碘代谢呈负平衡，从而影响了甲状腺激素的正常合成和分泌。当血中甲状腺激素不足时，机体通过垂体-甲状腺轴进行调节，导致脑垂体分泌大量的促甲状腺激素，使甲状腺组织增生、肥大。缺碘时间越长，甲状腺肿大越明显。有的甲状腺肿大可大如小儿头，下垂到胸前。

当甲状腺日益肿大压迫气管时，出现堵塞感、憋气及呼吸不畅，严重时可引起呼吸困难；压迫食管可引起吞咽困难；压迫喉返神经可引起声音嘶哑；压迫上腔静脉可引起颈部血管怒张。

高原、山区等地土壤中的碘盐易被雨水冲洗丢失，以致饮水和食物中含碘量不足，因此远离海洋、高山的地区常常为地方性甲状腺肿的高发地区。"大脖子病"是可以防治的，疾病高发地区人群每天食用加碘盐就能摄入足量的碘，可达到防治地方性甲状腺肿的目的。对于轻度无症状的"大脖子病"，一般不予处理，可每天进食碘盐，经常吃一些海产品，密切观察和定期随访；对于严重甲状腺肿大的患者，应听取医生的建议采取手术治疗或甲状腺素替代治疗，定期到医院随访检查。

（王卫庆　朱　巍　王　曙）

17.　甲减就是缺碘吗

甲状腺就好比一个"大工厂"，不断生产、制造甲状腺激素，而碘是制造甲状腺激素的必需原料。当甲状腺激素合成、分泌或生物效应不足时，就会出现甲状腺功能减退（简称甲减）。原料减少（即缺碘）是造成甲减的原因之一，但引起甲减的原因还有很多。

慢性淋巴细胞性甲状腺炎又称桥本甲状腺炎，是引起甲减的常见原因。由于甲状腺被炎症细胞浸润，随着病情进展，甲状腺滤泡功能逐渐减退，即"工厂"遭到破坏，最终出现甲状腺激素合成和分泌不足。甲状腺手术及放射性碘治疗后，由于破坏了正常甲状腺组织，使甲状腺激素的储备减少，也可造成甲减，故治疗后需终身服用甲状腺激素替代治疗。

垂体是调节甲状腺功能的内分泌腺，即"工厂的司令部"，垂体肿瘤、垂体手术或放射治疗会引起"司令部"指挥能力受损，分泌促甲状腺激素不足，继发引起甲状腺激素不足。因此，甲减并不单纯是缺碘造成的。

（王卫庆　朱　巍　毕宇芳）

18.　甲减患者都需要补碘吗

甲状腺激素的合成或分泌不足会引起甲减，而补碘能为甲状腺素的合成提供"生产原料"，因此很多人认为只要大量补碘就能治疗甲减，然而事实并非如此。引起甲减的原因有很多，饮食上是否需要补碘，要根据甲减的原因。

如甲亢使用同位素治疗后出现的甲减，应检查血液中抗体水平，若 TRAb 阳性，残存的甲状腺组织仍会释放过多的甲状腺激素，此时大量补碘容易造成甲亢复发，或左甲状腺素（优甲乐）需要量波动大，不宜控制，需要忌碘饮食。如其他原因造成的甲减，TRAb 阴性，就不忌碘。除此之外，长期高碘饮食会诱发自身免疫性甲状腺炎，如桥本甲状腺炎。高碘可破坏甲状腺细胞，释放抗原入血，引起抗体升高，从而加重甲减。因此，桥本甲状腺炎合并甲减的患者可以进食鱼、虾等海产品，但海带、紫菜等高碘食物应少吃。

综上所述，引起甲减的原因有很多，应根据引起甲减的不同原因来决定是否忌碘或补碘。

（王卫庆 朱 巍 毕宇芳）

19. 多吃碘能够预防甲状腺疾病吗

由于碘摄入不足可以引起碘缺乏病，使人们错误地认为饮食中碘含量越多越好，实际上，长期碘摄入量过高或一次性摄入相当高剂量的碘会危害人体健康，而且可以致病，统称为碘过多症，包括高碘性甲状腺肿、碘致甲亢、碘致甲减、碘过敏和碘中毒。

碘与甲状腺肿呈"U"形的双相效应，即低碘可以引起缺碘性甲状腺肿，高碘同样也可以引起高碘性甲状腺肿。曾有报道：日本北海道养殖海带的渔民有地方性甲状腺肿，然而这些渔民的尿碘明显高于正常水平，避免高碘饮食且尿碘恢复正常后，这些渔民的甲状腺肿明显消退了。

一次性摄入过多碘或长期摄入较高剂量碘也可出现甲亢，当碘化物摄入量大于每日需要量的 20 倍即可发生慢性碘中毒。此外，长期高碘可抑制过氧化酶的活性，导致甲状腺激素合成障碍而发生甲状腺功能减退。因此，多吃碘并不能预防甲状腺疾病。

（王卫庆 朱 巍 王 曙）

20. 碘吃多了会中毒吗

每个人对碘的耐受性差异很大。一般来说，大多数人都能够耐受较大剂量的碘摄入而不发生任何不良反应，当碘化物摄入量大于每日需要量的 20 倍（即每日 2000 微克）可发生碘中毒。

对于潜在自身免疫性甲状腺疾病和长期低碘摄入的人群来说，他们对碘摄入量的增加可能颇为敏感，一次性大剂量的碘制剂摄入或长期服用含碘药物就可能引起碘中毒。其主要表现为口唇发麻、头晕、心悸、恶心、呕吐、发热、荨麻疹等过敏症状，严重者可能出现面色苍白、呼吸急促、发绀、四肢震颤、意识模糊、定向力丧失、感觉障碍、言语杂乱，甚至昏迷、休克，需及时抢救。

处理的关键是立即停止碘摄入，症状多可逐渐缓解。症状重的需立即用淀粉液洗胃，可与胃内碘中和，保护胃黏膜。由此可见，补碘剂量的掌控对于特殊人群具有相当重要的意义。

（王卫庆　朱　巍　王　曙）

21. 甲亢患者为什么不能吃海产品

　　碘是合成甲状腺激素的原料，体内摄入过多的碘可使体内甲状腺激素增多，甲亢患者如果进食了大量的碘，就等于不断为甲状腺提供生产甲状腺激素的原料，甲状腺就会变硬，导致甲亢患者症状加重或迁延不愈，因此甲亢患者应该避免含碘丰富的食物和药物。

　　含碘食物分为三个等级。第一类每百克含碘数千微克以上，包括海带、紫菜（海藻）、苔条、海蜇等；第二类每百克含碘数百微克以上，包括海蟹、海中的贝壳类等；第三类每百克含碘数十至数百微克，包括海鱼、海虾等。而碘盐的含碘量为每百克盐含 2000～3000 微克。

　　因此，所有海产品对于甲亢患者都是高碘食品，含碘盐也要尽量避免。但河、湖里的鱼虾含碘低，可以进食。当甲亢治愈后，甲状腺明显缩小并接近正常，TRAb 抗体阴性时，忌碘"禁令"才可逐渐解除，可以适当少吃海产品。

（王卫庆　朱　巍　王　曙）

22. 忌碘时应注意什么

　　（1）坚持忌碘饮食：完全不吃碘几乎是不可能的，因为水源、土壤中都含有碘。因此，需要忌碘的患者只要尽力而为就好，高碘的食物一定不能沾，如碘盐、海产品、含碘的保健品和营养品等。

　　同时，需要减少在外就餐机会，一日三餐最好都自己做，因为在外就餐不能保证吃上无碘盐、不能避开添加了碘盐的加工食品，在烹饪过程中难免有大量的碘混入食物中。

　　（2）避免使用含碘的药品及化妆品：药品方面包括抗心律失常药物胺碘酮、增强 CT 所需的造影剂、消毒所用的碘酒、含碘维生素片；化妆品、护肤品等方面包括含海藻成分的洗面奶、洗发水、面膜、足浴粉等。

　　（3）避免至沿海城市旅游：在沿海城市旅游就餐过程中无法避免大量碘的摄入，甚至连海风中都会有很多碘成分。

　　总之，在生活中（吃的、用的、玩的等各方面）要尽量注意避免碘的过量摄入，至少做到"相对忌碘"。

（王卫庆　朱　巍　毕宇芳）

23. 碘摄入过多会得甲亢吗

环境中碘水平的变化直接影响人体的碘摄入，进而引起甲状腺激素的合成和分泌发生变化。由外源性摄入过多的碘使得甲状腺激素合成或释放增多的现象称为碘致性甲状腺功能亢进。

自从补充碘剂预防地方性甲状腺肿以来，不断有碘致性甲亢的报告，流行病学资料发现在荷兰、澳大利亚等地补充碘剂后，甲亢发生率明显高于补碘前，这种类型甲亢多见于以下几种情况：①碘缺乏及地方性甲状腺肿病区大剂量补碘；②非地方性甲状腺肿病区，有自主功能甲状腺腺瘤或既往有甲亢病史，但目前甲状腺功能正常的人群摄入大剂量碘。

对于碘缺乏的地区，碘致性甲亢通常是一过性的，其发病率一般于碘盐防治几年后逐渐下降至加碘前水平，而碘营养充足地区的人群，应根据自身情况调整碘摄入量，以防止碘致性甲亢的发生。

（王卫庆　朱　巍　王　曙）

24. 甲亢是吃碘盐吃出来的吗

甲状腺功能亢进称甲亢，是指由于各种原因导致的甲状腺呈高功能状态，引起甲状腺激素分泌过多，造成机体各系统兴奋性增高、代谢亢进的临床综合征。引起甲亢的原因有很多，最常见的是格雷夫斯病，占所有甲亢的 85% 以上。

格雷夫斯病为自身免疫病，即机体产生了针对甲状腺组织成分的抗体，进而引起甲状腺组织增生和功能亢进，不断产生甲状腺激素释放入血。

引起甲亢的其他原因包括结节性甲状腺肿伴甲亢，自主高功能性结节或腺瘤、甲状腺炎等。甲状腺结节或腺瘤因某种原因导致其功能自主而不受机体调节产生过多甲状腺激素，或甲状腺破坏释放出较多的甲状腺激素，导致甲亢。过多地摄入碘也会引起甲亢，但食盐中的碘含量只为一个基础量，并不会造成碘摄入过量，因此甲亢并不是单纯吃碘盐吃出来的。

（王卫庆　朱　巍　王　曙）

25. 甲状腺肿患者多吃海产品有益吗

甲状腺肿的病因是多方面的，由于碘缺乏和碘过多都可以导致甲状腺肿，所以预防甲状腺肿也不能采取单一的"多吃海产品"的方法。

碘缺乏而导致的地方性甲状腺肿，补充碘可以预防该病，但并不能治疗该病。这些患者可以适量少吃海产品，但应避免紫菜、海带等高碘食物，以防止碘致甲亢的发生。甲状腺肿合并桥本甲状腺炎的患者，多吃碘会加重自身免疫反应，使甲状腺的破坏进一步加重，因此这类患者也应少吃海产品。甲状腺肿合并甲亢的患者，应选忌碘饮食。

还有很多甲状腺肿患者其病因并不清楚，多吃海产品会导致大量的碘蓄积在甲状腺内，不仅不能治疗甲状腺肿，反而使甲状腺变得质地坚硬，因此多吃海产品并不能取得效果。由于甲状腺肿的一个主要原因是甲状腺激素相对不足，引起甲状腺代偿性肿大，故对没有禁忌证的甲状腺肿患者，可以服用甲状腺激素制剂治疗，但剂量和疗程要在医生的指导下进行。

（王卫庆　朱　巍　王　曙）

26. 碘与甲状腺癌有关系吗

甲状腺癌是最常见的内分泌肿瘤，在世界范围内的发病率逐渐升高，但恶性程度都相对较低。甲状腺癌的发生与许多因素有关：遗传因素、电离辐射、不良生活方式等。碘过量和甲状腺癌发生是否有关目前还没有一个明确的定论。很多国内外流行病学调查发现，水源性高碘地区甲状腺癌的发病率明显高于其他地区，认为富碘饮食可以促使甲状腺癌的发生，其中乳头状癌的比率有所增加，而在碘缺乏地区甲状腺滤泡癌更为常见。

此外，还有研究认为，碘摄入充足的甲状腺癌患者更倾向于预后较好的病理类型，而碘缺乏地区的甲状腺癌患者则倾向于预后较差的病理类型，但并没有确凿的证据证明碘对甲状腺癌的发病及其病理分型有影响。目前对于这方面的研究还有待于进一步深入。

（王卫庆　朱　巍　毕宇芳）

27. 碘影响甲状腺结节的生长吗

甲状腺结节是指在甲状腺腺体内的肿块，是甲状腺疾病最常见的表现形式。甲状腺结节可以单发，也可以多发，多发结节比单发结节的发病率高。

甲状腺结节可由多种病因引起，缺碘是导致甲状腺结节的原因之一。由于甲状腺激素缺乏，体内促甲状腺激素水平升高，甲状腺组织对促甲状腺激素的敏感度并不一样，某些敏感的区域就会出现过度增生。随着缺碘时间的延长，过度增生的区域逐渐扩大，融合形成结节，结节可以是单个或多个。过多碘摄入同样会引起甲状腺结节，如长期的高碘饮食会导致桥本甲状腺炎的发生，桥本甲状腺炎合并甲减后通过引起体内促甲状腺激素水平的升高，进而刺激甲状腺组织增生出现结节。平时食盐中添加的碘已可以满足机体的正常生理需要，因此再长期进食含碘量高的食物，也容易导致甲状腺结节。

（王卫庆　朱　巍　王　曙）

28. 有甲状腺结节应该怎么吃含碘食品

甲状腺结节是指甲状腺细胞异常生长，在腺体内形成的团块。目前，我国甲状腺结节的患病率约为 32.4％，也就是说接近 1/3 的人都有甲状腺结节。由于甲状腺结节不是单纯的一种疾病，而是一大类疾病的总称，因此饮食问题比较复杂，不能一概而论，需要根据甲状腺结节的不同类型分别加以说明。

甲状腺结节伴甲状腺功能正常的患者可以不用忌碘。甲状腺结节如果伴有甲亢，应食用无碘盐、禁食海产品，特别是海带、紫菜等高碘海产品，尽量避免使用含碘药物。甲状腺功能控制正常后可以偶尔吃点带鱼、小黄鱼等含碘低的海产品。桥本甲状腺炎与碘摄入过多有关，如果伴有甲亢应忌碘饮食，若没有甲亢可以低碘饮食，即可以食用加碘盐，但要限制高碘食物，如海带、紫菜。甲状腺结节伴有单纯性甲减，可以适当摄入含碘丰富的食物。

（王卫庆　朱　巍　王　曙）

29. 桥本甲状腺炎与碘有什么关系

碘与甲状腺自身免疫病之间有密切的关系。有研究表明，地方性甲状腺肿的甲状腺手术中很少见到淋巴细胞浸润，补碘后淋巴细胞浸润变得明显，同时甲状腺抗体也明显升高。中国医科大学研究发现，碘摄入量增多可诱发桥本甲状腺炎。

碘诱发甲状腺炎的机制还不确定，可能与碘与甲状腺球蛋白结合可以增加甲状腺球蛋白的免疫原性有关，富碘的甲状腺球蛋白有较强的免疫原性。也有研究表明，碘可以刺激 B 淋巴细胞产生免疫球蛋白。此方面还需要进一步深入研究。因此，桥本甲状腺炎患者不忌碘，但不鼓励高碘饮食。

（王卫庆　朱　巍　王　曙）

30. 碘与乳腺癌有关系吗

除了甲状腺，乳腺中也含有大量的碘，乳腺通过组织中的蛋白帮助甲状腺转运碘。近来，人们逐渐意识到碘与乳腺癌有着密不可分的关系。国外动物实验发现，长期缺碘会导致乳腺组织发生改变，且缺碘时间越长，越易往癌组织方向转化。当补充足够的碘后，发生改变的乳腺组织可恢复至正常，予动物诱导乳腺癌发生的刺激物后，增加碘摄入能阻止乳腺癌的发生。还有研究发现，碘能够杀死乳腺癌细胞，并且调节乳腺组织中雄激素的浓度，协同抗癌药物增加其疗效。

碘不仅与乳腺癌有关，研究发现卵巢癌、子宫内膜癌也都与缺碘有关，因此女性在排除甲状腺疾病的情况下，适当多吃些海带和紫菜可起到预防乳腺癌及妇科癌症的作用。

（王卫庆　朱　巍　王　曙）

31. 碘与体重有关系吗

生理剂量的甲状腺素对蛋白质合成代谢有促进作用，当缺碘或甲状腺功能低下时，体内的甲状腺激素减少，蛋白质合成及分解速度均比正常人低，分解速度减慢更明显。

蛋白质合成速度减慢表现为骨骼和软组织生长迟缓，如发生在幼儿时期，会出现生长停滞，而在成人期，由于代谢分解减低会出现体重增加的现象。相反，大剂量的甲状腺激素则能促进蛋白质的分解，如果进食量不增，体内蛋白质与储存的脂肪因分解代谢亢进而减少，体重会日渐减轻。

（王卫庆　朱　巍　王　曙）

甲｜状｜腺｜功｜能｜亢｜进

32. 吃得多体重还下降、心慌、手抖，是不是得甲亢了

甲状腺功能亢进简称甲亢，是常见的内分泌疾病，这一类疾病是血液中甲状腺激素超过正常范围所致，以神经、循环、消化等系统兴奋性增高和代谢亢进为主要的临床表现，不单指某一个疾病，是一组临床综合征。

甲亢患者一般会有易激动、烦躁、怕热、多汗、皮肤潮湿、乏力、体重减轻等症状，部分患者还会出现低热。由于甲状腺激素的作用，患者的心跳会加速，自感心悸、血压升高，严重者可以出现心律失常，如房性期前收缩（房早）、心房颤动，病程长的患者还可以出现甲亢性心脏病；食欲亢进也是甲亢的又一典型表现，是消化系统兴奋性增加的突出表现，患者还会因为肠蠕动加快而出现腹泻。

另外，由于神经肌肉兴奋性增加，患者的手、眼睑、舌头会出现细震颤，部分患者还可以出现甲亢性肌病（进行性肌肉萎缩和无力）、甲亢性周期性麻痹（肌肉无力伴低钾）或伴发重症肌无力。因此，如果出现了心慌、手抖、吃得多体重反而下降等症状，需要排除甲亢，同时还要与糖尿病、心脏病、消化道疾病以及其他内分泌疾病鉴别。

除了上述典型表现，部分老年患者还会表现出懒言、少动、精神萎靡的淡漠型甲亢，更容易被误诊为消化道等其他系统疾病，需要测定甲状腺功能以确诊。

（王丽华　刘　伟）

—— 专家简介 ——

王丽华　刘　伟

王丽华，上海交通大学医学院附属仁济医院内分泌代谢科副主任医师。上海市内分泌临床质控中心专家委员会秘书，上海市医学会内分泌专科分会代谢综合征学组成员。擅长糖尿病的综合管理、甲状腺疾病和多囊卵巢综合征的临床诊治。

刘伟，主任医师、博士研究生导师，上海交通大学医学院附属仁济医院内分

泌代谢科主任。上海市医学会内分泌专科分会副主任委员、糖尿病教育与管理学组组长。擅长糖尿病、多囊卵巢综合征、肥胖等代谢病的个体化治疗和甲状腺疾病等。

33. 甲状腺炎和甲亢是一回事吗

循环中甲状腺激素过多引起的一组临床综合征称为甲状腺毒症，根据过多的甲状腺激素的来源不同，可以将甲状腺毒症分为甲状腺功能亢进和非甲状腺功能亢进两种类型，前者是指过多的甲状腺激素来源于甲状腺组织生成增加，而后者则来源于其他原因，并非甲状腺本身合成甲状腺激素增加。有人将甲状腺毒症称为广义的甲亢，而狭义的甲亢是指甲状腺合成激素增加的一组疾病。

甲状腺功能亢进（狭义的甲亢）包括最常见的格雷夫斯病、毒性结节性甲状腺肿、甲状腺高功能腺瘤、碘甲亢、垂体 TSH 瘤、桥本甲亢和新生儿甲亢。

甲状腺炎是指自身免疫、病毒、细菌、慢性硬化、放射损伤、肉芽肿、创伤和药物等原因造成的甲状腺滤泡结构破坏。患者的甲状腺功能可能正常，或出现一过性甲亢或甲减。按照发病缓急可以分为急性、亚急性和慢性甲状腺炎。

非甲状腺功能亢进类型的甲状腺毒症就包括各种甲状腺炎引起的一过性甲亢，如亚急性甲状腺炎、部分桥本甲状腺炎。由于自身免疫性炎症破坏了甲状腺滤泡，使原本储存在里面的甲状腺激素一下子释放入血，引起甲状腺毒症，即广义的甲亢。这种甲亢往往是一过性、短暂的，如果炎症激烈而持久，并且没有得到很好的控制，最终会造成甲状腺功能减退。

甲状腺炎和甲亢并不能简单划等号，甲状腺炎可以引起一过性甲亢，但有很大一部分患者甲状腺功能是正常的，还有一部分患者则逐渐转变为甲减，需要定期随访。

（王丽华　刘　伟）

34. 体重下降一定是甲亢吗

甲亢时，高水平的甲状腺激素可以增加基础代谢率，加速多种营养物质以及肌肉的消耗，患者虽然吃得多了，但极易饥饿，自觉乏力，严重的病例可以在短时间内出现明显的体重下降。因此，出现上述情况时，尤其是年轻人，如果合并心悸、手抖、怕热、多汗等症状，需要去医院就诊排除甲亢。但要注意的是，即使是年轻人，体重下降也不一定都是甲亢。

随着生活水平的提高，"营养过剩、活动消耗减少"成为社会普遍现象，肥胖症、糖尿病在年轻人中的发病率也明显增加，如果不得到及时纠正，患者可以出现胰岛素分泌相对不足，表现为严重的高血糖，也会在短时间内体重明显下降，同时伴有口渴、视物模糊等，需要和甲亢进行鉴别。另外，体重下降还要和慢性消化系统疾病、肿瘤以及慢性消耗性疾病（如结核病等）进行鉴别，了解患者体重下降的幅度和速度，以及其他伴发症状。

对于比较轻的甲亢或亚甲亢患者可能没有明显的体重变化，因此，如果出现心悸、怕热、多汗等不适，或者是老年人出现无法解释的心房颤动，即使没有体重下降也要检查甲状腺功能以鉴别。

（王丽华　刘　伟）

35. 脾气突然变得暴躁，没有耐心，是甲亢吗

性情变化是甲亢的表现之一，患者会感觉精力充沛，表现出表情亢奋、语速增快、情绪不稳定、坐立不安、焦虑易怒，学习工作中注意力不集中、效率低下等，这些都是过多的甲状腺激素引起的神经兴奋性增高的表现。然而，老年人多发的淡漠型甲亢以及隐匿型甲亢往往缺乏上述典型的表现，容易被漏诊误诊。

患者出现性情变化、亢奋状态时，需要与神经症、更年期综合征鉴别，后两者也会有焦虑、心悸、多汗、易兴奋、失眠、情绪不稳等症状，但无甲状腺肿大，且甲状腺功能化验正常，因此抽血化验即可鉴别。

对于淡漠型甲亢患者需要与抑郁症进行鉴别，虽然两者皆表现为精神忧郁、表情淡漠，但抑郁症患者的甲状腺功能正常。

（王丽华　刘　伟）

36. 脖子变粗但其他没有任何不适，会是甲亢吗

甲状腺肿大是甲亢的重要体征，不少患者因为颈部增粗前来就诊，可以在患者颈前方触及弥漫性对称性甲状腺肿大（格雷夫斯病）或不对称肿大，甚至伴结节感（毒性结节性甲状腺肿），质地软、无压痛、吞咽时可上下移动。对于格雷夫斯病患者，由于甲状腺血供丰富，可以在甲状腺上、下部触及震颤（以上部明显），并可以听到血管杂音，杂音和震颤对诊断本病具有重要意义。但需要指出的是，

甲亢患者除甲状腺肿大外，一般都有心悸、怕热、多汗、体重下降、手抖等其他甲亢的症状和体征，也有少数甲亢患者有前述症状但并没有明显的甲状腺肿大，除非患者的甲亢程度很轻或者患者比较耐受未察觉。如果是亚急性甲状腺炎，甲状腺肿大的同时会伴有明显疼痛，且除甲亢症状、体征外，患者还会伴有发热。

甲状腺肿大除了可能是甲亢外，还可以见于青春期甲状腺肿、结节性甲状腺肿、慢性甲状腺炎等甲状腺疾病。患者可以除了甲状腺肿大外，没有其他临床不适。

另外，甲减患者也可以有甲状腺肿大的体征，同时根据病情轻重，可以从无任何不适到出现怕冷、嗜睡、乏力、精神萎靡、浮肿甚至浆膜腔积液等不同程度的临床症状和体征。

（王丽华　刘　伟）

37. 甲亢会引起腹泻吗

由于过多的甲状腺激素可以直接或者协同儿茶酚胺刺激、兴奋胃肠道，促进肠道蠕动增加，从而使甲亢患者出现大便次数多、稀烂，甚至出现顽固性腹泻和脂肪痢，临床上有时会误诊为慢性结肠炎。但是，如果是后者，患者还会合并腹痛、里急后重感等肠炎的其他表现，大便中可以检验出红、白细胞等。因此，出现腹泻、体重下降，甲状腺功能提示有甲亢时，如果能排除合并消化道器质性病变的话，可以不予特殊干预。大便次数如果过多，在积极治疗甲亢的基础上，可以嘱患者进食少渣食物，必要时给予对症止泻和口服补液等处理，待甲亢被控制，上述症状即可消失。

如果腹泻症状未能随着甲亢药物的应用而逐渐好转，还需要重新排查是否合并其他消化道疾病，以免漏诊。

（王丽华　刘　伟）

38. 突然莫名全身无力，补钾后马上好转，是甲亢吗

部分甲亢患者以周期性麻痹为首发症状，发作时血钾显著降低，补钾后立刻好转。这种情况常见于东方国家的青年男性，患者会在无明显诱因的情况下突然出现四肢瘫软、无力，甚至无法站立，多在夜间发作，可反复发作，甲亢控制后自然缓解。甲亢性周期性麻痹的发病机制是过多的甲状腺激素使 $Na^+ - K^+ - ATP$

酶(钠钾泵)活性增加,促使细胞外的钾向细胞内转移,造成血液中血钾降低。因此,年轻男性反复发作的与低钾有关的四肢无力需要排除甲亢。

甲亢患者还可以有其他肌肉病变(如甲亢性肌病),主要累及近端肌群和肩胛、骨盆带肌,类似多发性肌炎,肌肉呈现进行性萎缩、无力,但肌肉活检无炎症表现。还可以合并重症肌无力、表现眼睑下垂等。

另外,低钾血症的原因很多,甲亢只是其中之一,还需要鉴别肾上腺疾病(如醛固酮增多症)、肠道疾病(摄入过少或排出过多)以及肾脏疾病(排钾过多)等。

(王丽华　刘　伟)

39. 眼睛突出就是甲亢吗

格雷夫斯病患者会有特征性的眼部表现,如眼睑挛缩、眼球突出、结膜充血水肿、眼球活动受限,进而出现复视甚至失明,被称为格雷夫斯眼病。近年来认为,格雷夫斯眼病应该称为甲状腺相关眼病,这是自身免疫性甲状腺疾病引起的眼部损害,可以见于不同甲状腺功能状态的患者,甲亢、甲减(桥本病)或甲状腺功能正常者。甲状腺相关眼病可以累及眼外肌致其功能障碍,患者出现凝视、复视和眼球活动受限;还可以使眼压升高,严重时损伤视功能;累及角膜,引起暴露性角膜炎,极少数可致角膜溃疡或穿孔,影响视力;最严重的是引起视神经病变,直接影响视功能。

眼球突出要与眶内或鼻窦病变(感染、炎性假瘤、肿瘤、肉芽肿、颈动脉海绵窦瘘等)相鉴别,根据病史和体征,甲状腺功能以及 CT 或 MRI 可以区别。

大多数甲状腺相关眼病是轻微的,不需要特殊治疗,随着甲状腺疾病的好转可自行缓解,但也有约 15％的患者需要针对性给予治疗。经过专业医生评估,眼病活动度大于等于 4 分(临床活动积分 CAS)需要糖皮质激素等药物治疗和/或放疗;对于重度但非活动性的眼病,则需要行眼眶减压术或整形手术。

(王丽华　刘　伟)

40. 治好甲亢眼睛却突出来了，是甲状腺相关眼病吗

90％的甲状腺相关眼病患者为格雷夫斯病患者,但是这两者的发生可以不

同步，约 1/5 的患者眼病出现于甲亢诊断之前，约 1/5 的患者甲亢与眼病同时出现，剩余大部分患者的眼病出现于甲亢诊断之后，可于甲亢发生后的 1～168 个月发生，因此单纯看发病时间并不能简单确定或排除甲状腺相关眼病。

1995 年巴特力(Bartly)提出的甲状腺相关眼病的诊断标准为眼睑挛缩合并以下之一：甲状腺功能异常或调节异常；眼球突出大于等于 20 毫米；视神经功能障碍；眼外肌受累。如果没有眼睑挛缩，则诊断甲状腺相关眼病必须有甲状腺功能异常，并且合并眼球突出或功能障碍或眼外肌受累的其中之一，同时排除其他引起突眼的可能原因。

诊断甲状腺眼病时需要对引起眼睑挛缩的原因(神经源性疾病、外伤、炎症、先天性异常等)、眼球突出的原因(眶内或鼻窦肿瘤、炎症、血管异常等)以及眼外肌肥大的原因(炎性假瘤、肉芽肿等)进行鉴别，防止误诊。

合并甲状腺相关眼病的患者，甲亢治疗时以药物治疗为首选，并维持 TSH 于正常低水平，同位素治疗以及过度药物治疗被认为可能加重眼病，使眼球突出更明显。

（王丽华　刘　伟）

41. 眼睛突出而甲亢指标都正常，是甲亢引起的眼病吗

甲状腺相关性眼病，顾名思义，就是与甲状腺疾病相关，并不是只有甲亢才能引起眼病，比如少数桥本甲状腺炎患者也会发生甲状腺相关性眼病。在甲状腺功能正常的人群中也有些人会携带促甲状腺受体抗体，该抗体才是引起眼病的罪魁祸首。如果患者有眼部症状，若要诊断是否与甲状腺相关还需进一步完善甲状腺相关抗体测定。

另外，甲状腺疾病引起的眼病在组织形态学上是有特征性变化的，即眼肌肌腹部的增粗，在眼眶的磁共振影像上可以识别，因此眼眶磁共振检查也是必要的。如果抗体和影像学上都正常，自然可以排除甲状腺疾病引起的眼病，应该进一步明确眼科疾病，如眶内占位、炎性假瘤等。部分高度近视或眼压增高的患者也可以表现为眼球突出。如实验室检查和眼眶磁共振检查考虑突眼与甲状腺疾病相关，患者还需进一步做甲状腺超声检查。

（冯晓云　彭永德）

冯晓云

冯晓云，医学博士，上海交通大学附属第一人民医院内分泌代谢科副主任医师。中华医学会内分泌学会甲状腺学组委员，上海市医学会内分泌专科分会、糖尿病专科分会青年委员。对内分泌代谢性疾病，尤其是甲状腺疾病具有丰富的诊疗经验。

42. T_3 升高、TSH 下降、T_4 正常，也是甲亢吗

T_3、T_4、FT_3、FT_4 升高，TSH 下降是典型的甲亢表现，但也有一些患者仅有 T_3 和 FT_3 升高，而 T_4 和 FT_4 正常，被称之为 T_3 型甲亢，这是由于甲状腺激素产生过程中，T_3 和 T_4 的比例失调，前者多于后者所致，目前产生这种情况的具体原因不详。这种甲亢在老年人、碘缺乏地区常见，格雷夫斯病、毒性结节性甲状腺肿等多种甲状腺疾病都可以出现此种表型，患者摄碘率升高，是真正意义的甲亢。

T_3 型甲亢比典型甲亢要轻，治疗方法与典型甲亢类似，但用药量和疗程较典型甲亢要少而短，停甲亢药物后缓解率也高于典型甲亢。还有患者仅有 T_4 和 FT_4 升高，而 T_3 和 FT_3 正常，被称之为 T_4 型甲亢，也是属于比较轻的一类甲亢，多见于碘致甲亢以及甲亢伴发其他严重疾病时，由于外周 $5'$-脱碘酶活性减低造成 T_4 向 T_3 转化减少。

（王丽华　刘　伟）

43. 只有 TSH 下降是代表甲亢比较轻吗

只有 TSH 下降，T_3、T_4 都在正常范围的情况临床上称之为亚甲亢。如果 2～4 个月复查甲状腺功能仍提示同样结果，称之为持续性亚甲亢，其发病原因与甲亢类似。亚甲亢是比较轻型的甲亢，很多患者没有任何不适，其主要的不良后果包括：发展为临床甲亢，如 TSH 小于 0.3 毫单位/升、甲状腺肿大和 TPOAb 阳性者发展为临床甲亢的概率更大；对心血管的影响，患者可以有心慌、期前收缩（早搏），甚至是心房颤动；加重骨质疏松症，促进骨折；增加老年性痴呆的发生风险。

　　按照 TSH 水平可将亚甲亢分为完全抑制和部分抑制,前者 TSH 小于 0.1 毫单位/升,后者 TSH 为 0.1～0.4 毫单位/升。亚甲亢是否需要治疗仍有争议,原则上要个体化。对于 TSH 完全抑制,有心悸、乏力等甲亢症状者,绝经妇女合并骨质疏松者,存在单个或多个结节者,建议治疗。

　　对于甲状腺癌患者,应权衡甲状腺激素抑制治疗的利弊,术后一年以内,中、高危肿瘤患者一定要将 TSH 降至 0.1 毫单位/升以下,低危肿瘤患者可以大于 0.1 毫单位/升,但应该在亚甲亢水平,除非患者是绝经后有骨质疏松风险或者有心血管疾病等严重疾病可放宽至正常低限,最好也不超过 1 毫单位/升;术后一年以上的中、高危肿瘤患者如果没有禁忌仍推荐 TSH 小于 0.1 毫单位/升,有相对用药风险的 TSH 控制可大于 0.1 毫单位/升,处于亚甲亢水平即可;低危肿瘤患者小于 2 毫单位/升即可。

(王丽华　刘　伟)

44.　甲亢不治疗会有生命危险吗

　　甲亢发生时,过多的甲状腺激素可以影响神经、消化、血液、心脏、内分泌、骨骼、肌肉以及生殖等多系统的功能,长期得不到控制会使重要脏器的功能受到不可逆的损害,严重的可以引起甲亢危象,危及生命。

　　甲亢危象是甲亢的一种特殊表现,也是严重表现。虽不常见,但病死率很高。甲亢危象的发生往往在甲亢没有得到很好控制的基础上,出现一些诱发因素,如感染、应激状态(包括精神应激、过度劳累、急性心梗等疾病、分娩、外科手术等)、放射性碘治疗等,使得血液中甲状腺激素骤然增多,在机体的适应能力本来已经下降的情况下,出现失代偿而引发。出现甲亢危象时,患者的甲状腺毒症明显加重,可以有高热、烦躁不安、谵妄,甚至是昏迷;心跳常可达到 160 次/分,出现心力衰竭、休克、食欲极差、恶心、呕吐、电解质紊乱,严重的可有肝功能衰竭和黄疸,最终可以引起死亡。

　　甲亢危象一旦确诊,要在积极去除诱因的基础上,快速纠正甲状腺毒症,保护重要脏器,防止功能衰竭,同时要加强对症支持治疗。鉴于此症比较凶险,预防发生尤为重要,普及甲亢相关常识,及时发现、正规治疗和随访,勿盲目停抗甲状腺药物,在合并发生其他可能加重甲亢的疾病时,应该加强对甲状腺功能的监测,及时调整治疗方案。

(王丽华　刘　伟)

45. 患了甲亢，女性"大姨妈"不来，男性乳房发育，是怎么回事

约有 20％的甲亢女性出现月经紊乱，主要表现为月经延迟、经量减少，甚至闭经，有些女性则是以无排卵月经为主，伴月经稀少。因此，甲亢女性的怀孕概率会明显减少，即使怀孕，也易流产。在儿童患者中，甲亢还可以使性发育延迟。

研究显示，甲亢患者月经中期黄体生成素(LH)的峰值低于正常，可能影响患者排卵。也有文献报道：患者基础 LH 和促卵泡素(FSH)水平正常，但对促性腺素释放素(GnRH)的反应增加，甲状腺激素对 GnRH 的转导信号的影响，也干扰了 LH/FSH 脉冲频率和振幅，从而引起月经改变。由于甲亢患者性激素结合蛋白的浓度增加，使总睾酮、双氢睾酮和雌二醇水平升高，但游离性激素水平降低或处于低限，且睾酮和双氢睾酮的清除率下降，可发生卵巢多囊。目前认为，自身抗体存在是预测流产的易感标志。

由于甲状腺激素可以促进雄烯二酮向睾酮、雌酮向雌激素以及睾酮向双氢睾酮的转化率，因此对于男性患者，其雄激素向雌激素的转化率增加，造成患者勃起功能障碍、乳房发育。

一般上述症状会随着甲亢控制而自行缓解，如果未能缓解，需要排除其他疾病，如肾上腺疾病、卵巢和子宫疾病以及下丘脑和垂体疾病等。

（王丽华　刘　伟）

46. 怀孕 2 个月了，发现有甲亢怎么办

妊娠甲亢是甲亢的一种特殊类型，分为妊娠合并甲亢以及人绒毛膜促性腺激素(hCG)相关性甲亢两种。

妊娠合并甲亢是由于甲状腺本身的自身免疫疾病引起的甲亢，患者表现出体重不随孕周增加而增加，心率加快，甲状腺肿大伴震颤、杂音，有些患者还有特征性的眼征，血中 TSH 受体自身抗体(TRAb)阳性即可确诊格雷夫斯病。由于甲亢可以增加流产、早产、先兆子痫、胎盘早剥以及胎儿宫内发育迟缓、足月小样儿等，危害母子平安，所以不建议甲亢没有被控制的女性妊娠。如果是已经妊娠了才发现的甲亢，需要了解甲亢可能的危害，继续妊娠者选择丙基硫氧嘧啶治疗，及早控制甲亢可以明显减少不良结果。

hCG 相关性甲亢是由于 hCG 升高,其与 TSH 的亚基结构相同,它们的受体结构也类似,所以刺激甲状腺 TSH 受体,促使其产生过多的甲状腺激素而引起甲亢。患者 TRAb 呈阴性,这种甲亢是一过性的,高峰期在孕 3 个月,常伴有妊娠剧吐,至孕 5 个月左右随着 hCG 浓度下降而自行缓解,一般仅对症处理即可,严重病例可短期应用抗甲状腺药物治疗。

需要强调的是,由于孕期甲状腺结合球蛋白水平升高,TT_3 和 TT_4 是升高的,判断是否存在甲亢需要根据 FT_3 和 FT_4 以及 TSH 水平,同时进行自身抗体的检测,鉴别甲亢的类型,选择合适的控制方案,并进行密切的随访。

(王丽华　刘　伟)

47. 甲亢患者如何能拥有健康宝宝

甲亢是甲状腺功能亢进的简称。临床上最常见的甲亢叫做格雷夫斯病。该病是一种自身免疫性疾病,体内产生了刺激自身甲状腺组织的"坏抗体"——TRAb。在这个抗体的刺激下,甲状腺组织生产出过多的甲状腺激素,让整个机体处于代谢紊乱状态。

过多的甲状腺激素同样会干扰女性的生殖系统,表现为月经紊乱(往往经量变少)、不易妊娠;在甲亢未控制好的妊娠妇女中,孕期流产、早产、心力衰竭、甲亢危象、分娩时母婴不良结局等发生率均升高。因此,在育龄期妇女中对甲亢的早诊断、早治疗相当重要。

在医生的指导下,甲亢妇女可以计划怀孕,甲亢妈妈也可以产下健康的宝宝。从优生优育角度考虑,选择怀孕的时机非常重要,建议甲亢治愈后,再考虑怀孕。一般来说,药物治疗需要 2 年左右,停药后再观察半年,若无复发,可考虑怀孕;采用放射性[131]I 治疗者,治疗半年后,若甲状腺功能稳定,可考虑怀孕;采用手术治疗的患者,若术后 3 个月病情稳定,可考虑怀孕。对意外妊娠的甲亢妇女,则需结合患者具体病情,由专科医生谨慎分析是否终止妊娠。

另外,还有一些不是格雷夫斯病的甲亢,比如桥本甲状腺炎的甲亢期、亚急性甲状腺炎的甲亢期、甲状腺高功能腺瘤、碘甲亢等。对于不同类型的甲亢,有不同的治疗方案。对于得了甲亢的育龄期妇女,最重要的是及时到专科就诊,明确诊断,制订个体化治疗方案,在专科医生的指导下有计划地妊娠和分娩。

(方　芳　王育璠)

王育璠

王育璠，上海交通大学附属第一人民医院内分泌代谢科主任医师、硕士研究生导师，南院执行主任。中华医学会内分泌学分会中青年委员、肥胖学组委员，中华医学会糖尿病学分会血糖监测学组委员，上海市医学会内分泌专科分会秘书。擅长糖尿病、甲状腺、垂体及肾上腺各类内分泌疑难疾病。

48. 甲亢患者孕期及产后要注意什么

正在接受抗甲状腺药物治疗的准妈妈们在整个孕期和产后均需严密监测甲状腺功能。一般建议每 2～6 周监测一次，血清游离甲状腺素（FT_4）的目标值是维持在正常参考值中等程度的上限。严密监测甲状腺功能可以防止孕期用药过量引起药物性甲减而影响胎儿生长发育；或者用药不足导致甲亢未控制，增加围产期母婴不良结局。

由于促甲状腺激素受体抗体（TRAb）可通过胎盘刺激胎儿甲状腺，所以妊娠期间 TRAb 的监测也较为重要。若监测发现孕妇体内有高水平 TRAb（比正常参考值上限大 3 倍），应进行胎儿超声检查，检查项目包括胎儿心率、生长情况、羊水量和胎儿甲状腺，同时和有经验的产科医生沟通。

碘是合成甲状腺激素的原料，甲亢患者本身原则上需忌碘饮食，但孕期妇女每日摄入碘增加至 250 微克，因此应根据患者病情调整碘摄入量。

同时，甲亢准妈妈需保证足够休息，精神保持愉快、舒畅，注意食用含高能量、高蛋白与高维生素的食物。由于妊娠期胎儿从母体摄取大量的钙质，而甲亢本身可引起钙质流失过多，所以应多吃些含钙、磷、维生素 D 的食品，如乳制品、含草酸少的蔬菜、豆类、骨头汤、蛋类等。

（方　芳　王育璠）

49. 孕前必须要筛查甲状腺功能吗

在孕前筛查甲状腺功能是必要的。甲状腺疾病会使女性月经紊乱、排卵功能异常，导致难以怀孕。有些育龄期妇女可能处于亚临床甲亢阶段，在临床上没有明显的高代谢症候群，但排卵功能已经受到影响，导致怀孕困难。即使怀孕，若甲状腺功能水平未得到控制，妊娠期间发生流产、早产、死胎、胎盘早剥的风险显著增加，分娩时甚至可能出现甲亢危象，可危及生命。同时，"坏抗体"（TRAb）可通过胎盘刺激胎儿的甲状腺，引起胎儿或新生儿甲亢。

另一方面，目前国际上已经公认，孕妇甲状腺功能减退对胎儿将产生严重不良反应，如流产、早产、围产期胎儿死亡、后代智障等。亚临床甲状腺功能减退症（亚甲减）的发生率在人群中相对更高，若怀孕阶段甲状腺功能处于亚甲减状态，胎儿的生长发育亦可能受到影响。然而，亚甲减在临床上可无任何不适症状，其隐匿性使不少未行孕前检查的准妈妈"中招"，错过了孕早期胎儿神经发育的关键阶段。因此，为了未来宝宝的健康，每一位准妈妈在备孕前 8 周应到正规医院内分泌科筛查甲状腺功能。

（方　芳　王育璠）

50. 刚怀孕就发现甲亢，该如何治疗

在妊娠初期，胎盘合成大量人绒毛膜促性腺激素（hCG），在妊娠 3 个月时达高峰。血清 hCG 在结构上与促甲状腺激素（TSH）非常类似，从而模拟了 TSH 的作用，导致甲状腺激素分泌增加，临床上表现出甲亢的症状。检查甲状腺功能亦表现为甲亢的血象变化，与真正的甲亢（如格雷夫斯病）相比，其甲状腺自身抗体一般均为阴性，无突眼、甲状腺肿大、甲状腺血管杂音及胫前黏液性水肿。

血清 hCG 增高的同时也引起了准妈妈们胃肠道不适，出现恶心、反酸、呕吐等妊娠反应。妊娠反应越严重，这种特殊类型的甲亢症状越严重。这类甲亢往往可"自愈"，一般不需要抗甲状腺药物治疗，若症状严重可予补液、止吐及纠正电解质治疗。随着孕中、晚期 hCG 激素水平的下降，甲亢症状和指标均会好转。

另外，女性妊娠期基础代谢率明显升高，可使母体出现皮肤温度升高、多汗、畏热、易饥饿、甲状腺轻度肿大、心率增快，这些生理性改变类似于甲亢症状，临床上易与甲亢混淆。

有些孕妇临床上没有任何甲亢的症状和体征，但血清甲状腺功能提示总 T_3 和总 T_4 水平明显增高。这是由于在妊娠期间雌激素分泌增加，可使肝脏合成甲状腺结合球蛋白增加，从而使血中甲状腺素水平升高。这属于正常生理反应，不属于妊娠合并甲亢的范畴。

总之，妊娠期是女性特殊的生理期，在妊娠期诊断和治疗甲亢均需慎重。准

妈妈们得了甲亢，应及时到正规医院内分泌科进行鉴别诊断和合适的治疗。

（方　芳　王育璠）

51. 怎么区分甲亢和桥本病

甲亢全称是甲状腺功能亢进，从字面上可以看出它是一个功能诊断，是多种原因引起的甲状腺功能亢进的总称，其中有一种叫做毒性弥漫性甲状腺肿，又称格雷夫斯病（Graves 病），占甲亢总数的 86%，因此临床上常常把此病称作甲亢。心慌、心悸、手抖、消瘦、易怒等都是甲亢的典型症状，各种原因的甲亢都会出现这样的症状，因此不能以症状确定甲亢的具体病因。患 Graves 病还会有甲状腺肿大的症状，部分患者伴发突眼、胫前黏液性水肿。

桥本病全称桥本甲状腺炎，又名慢性淋巴细胞性甲状腺炎，是一种自身免疫性甲状腺炎，它的自然病程可以分为 3 个阶段：甲亢、甲状腺功能正常、甲减。在甲亢阶段它具有上述所提到的甲亢的典型表现，一部分人也会有甲状腺肿大，但程度较 Graves 病轻，且触诊的质地有很大区别，同时血液检查甲状腺抗体有助于两者的鉴别。

还有一种更加复杂的情况，就是桥本病和 Graves 病并存，这种患者表现为 Graves 病的临床症状，甲状腺也有明显肿大，但触诊质地较韧，血液中 3 种甲状腺抗体同时存在。此种情况如采用口服药物治疗，调整剂量的难度会增加，经常出现甲亢与甲减间的波动，也比较容易在调整药物阶段复发。如果选择同位素或手术治疗，远期发生甲减的风险也比一般人高。因此，对于此类患者，要想达到较好的治疗效果，需要医生和患者良好配合。

（冯晓云　彭永德）

52. 母亲有甲亢病史，孩子会得甲亢吗

遗传因素是甲亢发生的机制之一，一级亲属有甲亢病史者通常会携带甲亢的易感基因，但由于甲亢的发病机制复杂，并不是携带一二个易感基因就一定发病。因此，有甲亢病史的母亲只能被认为是高危人群而不一定发病，需要进一步排查并诊断。

如果从患者的症状上看确实有与甲亢相似的症状，则需仔细分析鉴别，如甲亢引起的心慌是持续性的，而且甲亢除了心悸、消瘦外，还会有其他非常明显的

症状。

因此，不能仅从上述症状和家族史确定患者患有甲亢，应该行进一步检查明确诊断。检查包括甲状腺功能、抗体和性激素水平。如排除甲亢，患者应进一步评估危险因素，考虑接受激素替代治疗。

（冯晓云　彭永德）

53. 甲亢要做吸碘率检查吗

心慌、消瘦、甲状腺肿大是甲亢的典型症状，出现症状后需进一步进行甲亢的病因诊断，究竟是格雷夫斯病（Graves 病）引起的甲亢还是甲状腺炎引起的甲亢，还是更复杂的两种因素同时存在的情况。明确病因，是进行有效治疗的基础。

两种因素的鉴别诊断在常规的血液检查和超声检查后往往比较困难，需要进一步做吸碘率的检查，该检查是鉴别甲亢病因非常有效的方法。如果是单病因 Graves 病引起者，吸碘率水平升高，且高峰提前；如果是甲状腺炎引起的，无论是慢性还是亚急性，都表现为吸碘率下降；如果是甲状腺自主功能性结节引起的甲亢，表现为局部吸碘功能增强和周边受抑制，总吸碘率可正常或轻度升高。

不同病因，治疗方法差别非常大，如果是 Graves 病可以选择药物、同位素或者手术治疗；如果是慢性甲状腺炎的甲亢阶段，不必治疗也可痊愈；如果是高功能腺瘤，需选择同位素或手术治疗。可见，明确病因才是治疗的基础，同是甲亢，治疗方法迥异，有的甚至刚好相反。

有人担心，吸碘率检查需要接触放射性核素，对身体有害。实际上，常规检查和治疗的剂量是非常小的，不必担心它对消化道、性腺等组织器官的影响。通常选择的是锝- 99 或碘- 131，其半衰期短，释放的 β 射线射程仅有 0.8 毫米，对甲状腺以外的周边脏器几乎没有影响。但为了提高该项检查的效率，在行此检查前需要在以下方面注意：①检查前 2 周停用抗甲状腺药物及甲状腺素类制剂；②低碘饮食 2 周；③禁用含碘造影剂进行的任何影像学检查至少 6 周；④为了不影响吸收，检查当日应禁食至检查结束后 1～2 小时；⑤妊娠和哺乳期妇女禁止该检查，如哺乳期妇女不得不行此检查时，需要检查后停止哺乳 48 小时以上。

（冯晓云　彭永德）

54. 儿童患甲亢不用吃药，不吃海产品就能好吗

儿童甲亢的临床表现与成人甲亢相似,但是由于处在生长发育期,控制不佳可影响患儿各个系统,特别是神经、骨骼系统的发育成熟,同时甲亢患儿往往有易动、注意力不集中等表现,也加重了对学习的影响。儿童甲亢的自我缓解率低,只有 30％左右,单纯的忌碘饮食并不能治愈甲亢,因此,儿童甲亢需要积极治疗。

儿童甲亢的治疗包括抗甲状腺药物（ATD）治疗、[131]I 治疗和手术治疗。ATD 不易发生甲减、服用方便,故国内临床上首选 ATD 治疗。其中使用甲巯咪唑后出现皮疹、粒细胞减少症、中毒性肝病和血管炎等不良反应发生率明显低于丙硫氧嘧啶,并且甲巯咪唑的不良反应是剂量依赖性的,丙硫氧嘧啶的不良反应则是非剂量依赖性的,因此药物中首选甲巯咪唑。但是儿童甲亢的 ATD 治疗也存在治疗时间长,患儿依从性差,缓解率低于成人（30％～40％）,复发率及药物不良反应均高于成人的弊端。

近几年随着甲亢[131]I 治疗经验的累积,发现儿童甲亢予以[131]I 治疗是安全有效的。甲亢缓解率为 85％～90％,并且使用[131]I 治疗的儿童在生长发育、甲状腺肿瘤发生率方面与普通人群无异。美国建议可将[131]I 治疗作为青少年和儿童甲亢的首选方法。欧洲国家也认为在使用药物或手术治疗后复发者再次治疗应首选[131]I 治疗。在我国,既往[131]I 治疗是儿童甲亢的禁忌,目前建议 10 岁以上的儿童,ATD 疗效不佳、有不良反应、有复发者可选择[131]I 治疗。

甲状腺手术治疗由于手术并发症、对外观的影响等,仅在甲状腺巨大、有压迫症状、恶性可能、药物及[131]I 治疗效果不佳时,考虑行甲状腺全切术或次全切术。

对于儿童甲亢需要积极处理,单纯的饮食控制并不能治愈甲亢。可根据患儿的病情、本人和家属的意愿选择治疗方案。

（顾鸣宇）

── 专家简介 ──

顾鸣宇

顾鸣宇,上海交通大学附属第一人民医院内分泌科副主任医师。中华医学会内分泌学分会肝病与代谢学组委员,上海市医学会糖尿病专科分会胰岛素抵

抗及胰岛 B 细胞功能研究学组委员。擅长社区糖尿病、甲状腺疾病及其他代谢性疾病的防治教育。

55. 什么是新生儿甲亢

新生儿甲亢一般在出生后数天发作，有些可延迟至数月后。患儿表现为多动、易兴奋、腹泻、体重增加缓慢、皮肤潮红、甲状腺肿大、心动过速、心力衰竭等，患儿血清 TT_4、FT_4、TT_3 增高。本病患病率为 1‰～2‰。

新生儿甲亢分两种类型。

第一种类型最常见，是由于患有甲亢的母亲体内的 TRAb 通过胎盘到达胎儿而引起的新生儿甲亢。此类型的新生儿甲亢与 TRAb 的滴度水平相关，因此即使母体的甲亢已经得到控制，但是由于 TRAb 仍较高，依然可以引起新生儿甲亢。此类型甲亢的临床表现呈一过性，随着 TRAb 的消失，疾病可自行性缓解，临床病程一般为 1～3 个月。可予以小剂量抗甲状腺药物（ATD）口服，待 TRAb 消失后即可停用药物。

第二种类型比较少见，为 TSH 受体突变所致，常有家族史，母亲可无甲亢。此类型不能自行缓解，不及时治疗易出现智力、生长发育障碍。该类型以 ATD 治疗后易复发，故推荐甲状腺全切除术后再以甲状腺激素替代的治疗方案。

鉴于新生儿甲亢与母体的 TRAb 滴度水平密切相关，故对于患有甲亢的母亲除控制甲状腺功能外，还需关注 TRAb 水平，建议在两者均控制良好的情况下再考虑妊娠。若指标尚未控制的情况下意外妊娠，需密切观察新生儿的精神状态、摄食情况、心肺功能，必要时多次重复甲状腺激素水平的检测，及时发现新生儿甲亢，予以干预治疗。由于大多数的新生儿甲亢为第一种类型，有自限性，临床病程短，一般不会造成严重后果。

（顾鸣宇）

56. 胃口不好，没有精神，是甲亢吗

甲亢患者由于甲状腺激素分泌过多，导致神经、消化、循环系统的兴奋性增高，所以一般表现为怕热、多汗、烦躁、心悸、食欲佳、消瘦等。但部分老年甲亢患者起病隐匿，以消瘦、淡漠、抑郁为主要表现，与典型甲亢的症状相反，故称为淡漠型甲亢，也可称为隐蔽型甲亢，它是甲亢的特殊类型之一。

　　该类患者的临床表现有异于典型甲亢,容易漏诊、误诊。它可以以某一系统为突出表现,其中以心血管、胃肠道、神经系统的症状多见。由于患者年迈,常伴有其他心脏病,心动过速的表现较少,更多表现的是心绞痛、心律失常和心力衰竭。在消化系统以食欲减退较多,常常伴有腹泻,因此消瘦明显,严重者可表现为恶病质,故易被误诊为恶性疾病。淡漠型甲亢由于甲亢症状不典型,未能及时治疗,导致机体严重消耗,同时甲状腺激素水平的升高使脑细胞代谢亢进,加重脑细胞缺氧,因此淡漠型甲亢有神志淡漠、乏力、嗜睡、反应迟钝、心情抑郁等表现,易被怀疑为抑郁症、脑血管疾病等。淡漠型甲亢的甲状腺常不肿大,眼病表现较少,加大了诊断的难度,但需要注意甲状腺结节的发生率较高。

　　在实验室检查方面,淡漠型甲亢的甲状腺相关指标与一般的甲亢一致,表现为 FT_3、FT_4 升高和 TSH 降低,但是由于这类患者营养不佳、消耗大,TT_4 测定可在正常范围内。治疗同一般甲亢,可根据病情和其他相关情况选择放射性核素、药物或手术治疗,如无禁忌者首选放射性核素治疗。

　　老年人的淡漠型甲亢症状不典型,易被漏诊、误诊,导致治疗延误,可加重老年人的全身症状,严重者可有明显消瘦、全身衰竭、抑郁淡漠,有时神志模糊甚至昏迷,要提高警惕。故反复有胸痛、胸闷、腹泻、消瘦、厌食、低热、精神萎靡的老年人应做甲亢相关检查,以防漏诊。

（顾鸣宇）

57. 甲亢性心脏病是怎么回事

　　甲亢患者体内过量的甲状腺激素长期作用于心脏,可以使心肌肥厚,心脏的负担加重,从而可能引起心脏病变。甲亢性心脏病的主要类型有:①心律失常型:以房颤最多见,其次为房性期前收缩;②心力衰竭型:表现为全心衰竭,以右心衰竭为主,故患者有心动过速、下肢水肿、肝脾大、呼吸困难等症状;③心肌病变类型:表现为心肌扩大,往往是全心扩大,早期心功能正常,后期可能发生心力衰竭。

　　甲亢性心脏病主要见于甲亢病程较长、年龄较大的患者。长期严重甲亢,未能及时治疗的年轻患者也可能发生。在部分老年甲亢患者中房颤可以作为本病的首发临床表现,而其他甲亢症状不典型,且有房颤的甲亢患者易发生心力衰竭。

　　诊断甲亢性心脏病时需仔细询问病史,排除其他原因的心脏病,如高血压心脏病、冠心病、风湿性心脏病、心肌炎等。如果患甲亢之前无心脏病史，患甲亢后出现心脏病，应考虑为甲亢性心脏病。如果患甲亢前已明确有心脏病，患甲亢后心脏病表现加重，则考虑其他心脏病，甲亢可能只是加重原有心脏病的因素之一。

甲亢性心脏病的治疗首先需尽快纠正过高的甲状腺激素，尽早控制甲亢可以逆转甲亢性心脏病，故如无禁忌，首选放射性核素治疗，对部分甲状腺激素水平过高的患者也可先予以 ATD 控制后再予以放射性核素治疗。

（顾鸣宇）

58. 房颤患者服用胺碘酮，为什么要定期查甲状腺功能

甲状腺是唯一能浓聚和利用碘的腺体，机体内碘的过多、过少或利用异常均会引起甲状腺疾病。胺碘酮是治疗心律失常的药物，自 1985 年应用临床后由于其有效性、安全性被广泛使用。但是胺碘酮的含碘量丰富，200 毫克的胺碘酮含 75 毫克有机碘，脱碘后相当于 6 毫克游离碘，而碘的安全摄入量范围为 0.1～0.5 毫克/天，因此服用胺碘酮的患者很容易出现碘过量。碘过量会造成多种甲状腺疾病，而且胺碘酮本身也对甲状腺造成影响。

首先，过量的碘由于原料过多可引起碘致甲亢，同时也会引起高功能性甲状腺结节等其他类型甲亢。其次，胺碘酮还可导致药物损伤性甲状腺炎，破坏甲状腺滤泡，出现一过性甲亢，最后出现甲减；而且大剂量的碘尚可抑制甲状腺激素的合成引起甲减，这种现象称为碘阻滞效应。最后，碘的过量还可以诱发自身免疫性甲状腺疾病，如格雷夫斯病、桥本甲状腺炎等，会进一步对甲状腺功能造成影响。

胺碘酮可引起多种甲状腺疾病，因此使用胺碘酮的患者需常规监测甲状腺功能，建议在服用 3 个月后即予复查甲状腺功能，以后每隔 3～6 个月复查一次，评估利弊，及时调整治疗方案。需要注意的是，由于胺碘酮的半衰期长，多余的碘经数月后才能清除，所以胺碘酮对于甲状腺功能的影响尚可发生在停药后。

（顾鸣宇）

59. 得了甲亢，生活上有哪些注意事项

甲亢是一种自身免疫性疾病，其发病亦与遗传、精神因素等有关。甲亢不是

终身疾病，但容易复发，因此有一些注意事项。

饮食方面，需要补充营养，进食优质蛋白和高能量食物。甲亢是高消耗的疾病，需要足够的能量供给才能满足身体的生理需求。另外，有一些需禁忌和限制的饮食。忌碘饮食可以协同提高甲亢治疗的效果、缩短治疗的疗程，主要忌食海带、紫菜等高碘食物，限制海产品等富碘海产品。一些高含碘量的药物如胺碘酮(抗心律失常药物)、卵磷脂络合碘(眼科用药)对于甲亢患者是禁忌的。改用无碘盐，当无碘盐购买困难时可采取铁锅热炒含碘盐方法使碘元素挥发而得到无碘盐。另外，低盐饮食、用眼卫生和防止眼疲劳有助于甲亢突眼的好转。

休息和保持愉快心情有助于更快地控制病情。甲亢是易复发的疾病，但多数复发是有诱因的，比如饮食控制不当，进食过多海产品；年轻人加班、熬夜，精神过度紧张；抑郁、焦虑和精神创伤等，不但容易导致甲亢复发，甚至可能诱发更加严重的情况——甲亢危象。

良好的药物依从性对于接受口服抗甲状腺药物治疗患者非常重要。经常有患者症状改善后就擅自调整用药(或者按原剂量长期口服，或者停药)导致甲亢复发或严重甲减。如遵照医嘱用药并规律随访，大多数口服药物治疗的甲亢患者可以在1年半左右痊愈。

因此，正确认识甲亢，调节情绪、改善生活方式、严格遵医嘱用药和复诊，才是缓解症状、缩短病程、积极治疗的关键。

(冯晓云)

60. 甲亢是吃药治疗好，还是放射性核素治疗好

任何一种治疗方案都不会尽善尽美。无论是口服药物还是放射性核素治疗都有各自的利弊，必须根据患者的具体情况，采取个体化治疗方案。口服药物治疗方案在临床运用广泛，优点是相对安全，即便发生甲减也是一过性的。

既往医生和患者都比较接受的做法是：当患者出现不能耐受的药物不良反应时(如白细胞减少、肝功能损害或是皮肤过敏)，会换用其他种类的口服药物。但当今，这种传统保守的治疗观念开始发生了变化。在美国等发达国家，放射性核素治疗早已是甲亢的首选治疗方式。放射性核素治疗疗程短、见效快，但放射性核素治疗也有弊端，即在治疗后可能出现甲减，而且多数是终身甲减。

在选择治疗方案时，需要根据患者的实际情况，权衡利弊。目前国际通行

的,在以下情况下更适合应用同位素治疗：①对抗甲状腺药物出现过敏或其他不良反应;②药物疗效差或多次复发者;③有颈部手术史或接受过局部放疗者;④病程长者或者老年患者,尤其是合并心血管基础疾病的患者,或者合并肝病、白细胞减少症的患者。但孕妇、哺乳期妇女、幼童(5 岁以下者)和疑似甲状腺癌患者不适合放射性核素治疗。

因此,甲亢患者不必排斥放射性核素治疗,要尽量遵从医生的意见,相信专业的判断。即便放射性核素治疗后发生甲减,与甲亢相比,甲减的治疗更简单,而且对生活质量的影响更小。

(冯晓云)

61. 甲亢口服哪种药物治疗效果又快又好

目前临床上常用的抗甲状腺药物有两种：咪唑类(甲巯咪唑)和硫脲类(丙硫氧嘧啶)。总体来说,咪唑类的应用更加广泛,原因是它起效更快、半衰期短、代谢更快、药效更强、不良反应出现的概率也小于硫脲类。除非怀孕妇女早期和甲亢危象抢救原则上需要应用硫脲类之外,大多数情况咪唑类均适用。包括常规治疗,调整用量的不同阶段,孕中、晚期,术前或同位素治疗前后的辅助治疗等。

由于硫脲类通过胎盘的比例更小,因此在孕早期应首选硫脲类。但由于该类药物对肝脏损害的风险和严重性均高于咪唑类,因此孕中、晚期建议改用咪唑类。

在甲亢危象时,需要更快地控制高甲状腺激素血症,而硫脲类除抑制甲状腺激素的合成外,还会抑制外周组织 T_4 向 T_3 的转换,因此也认为在此种情况下硫脲类更适合。而对于肝脏损害的不良反应,咪唑类多数引起肝细胞性损害而硫脲类多引起胆管性损害,因此在选择药物时需要考虑患者是否之前就合并了肝脏疾病,合并哪种肝脏疾病,从而合理选择用药。临床研究显示,硫脲类出现重症肝损的情况多于咪唑类。白细胞减少和皮肤过敏的情况两者相似,并有一定比例患者存在对药物交叉反应,即对其中一种有不良反应的话对另外一种口服药也有类似的反应。因此,在使用一种药物出现不良反应时,需慎重更换另一种口服药物,并及时考虑其他治疗方案。

(冯晓云)

62. 抗甲状腺的药物一吃就吃好几年，怎么对付药物不良反应

药物的不良反应确实是抗甲状腺药物应用的一个瓶颈。由于甲亢属于慢性病，治疗疗程至少持续 1 年半，如果治疗期间出现患者私自停药或疾病反复，治疗时间则更长，在临床中服药十几年甚至几十年的患者不在少数。

在如此漫长的时间里，患者要一直面对药物不良反应的风险。虽然药物不良反应多数出现在首次服药的前几个月，但临床上也经常看到服药几年后再出现不良反应的情况，尤其是皮肤过敏。有时，患者之前服用某药多年直至停药也没有不良反应出现，但因复发而再次应用此药时也可能出现非常严重的不良反应。

因此，如果选择口服药物治疗，在治疗前需要检测肝功能和血常规以留作基线数据。治疗初期(1 个月)应至少 1～2 周监测血常规和肝功能，此后 1 个月监测一次，直至维持量，可考虑减少到 2～3 个月监测一次。若中途停药后再次应用时，应遵循初治者的监测频率，以保证用药安全。

（冯晓云）

63. 甲亢能不能治愈

甲亢治疗的三种方法中，口服药物的弊端就是疗程长、易复发。标准的口服药物治疗疗程为 1～1.5 年，而且是在病情相对单纯、患者依从性好的情况下。很多患者服药多年病情仍有反复，甚至一停药就复发，这使得一部分患者不敢停药，服用数十年甚至终身，把可治愈疾病当成了终身疾病来治疗。也有患者埋怨医生水平不高，看了几年也看不好。实际上，甲亢的药物治疗效果与患者的依从性息息相关。

在疾病治疗的前半年，严格按照医嘱定期复诊调整药物用量是避免一过性甲减和及时发现复发的有效途径，也就为缩短病程打下了很好的基础。而在维持量阶段，保持良好的服药习惯、生活方式对巩固药物疗效至关重要。一旦复发，治疗将从头再来，这是影响口服药物治疗疗程最主要的因素。

另外，有的患者本身病情就比较复杂，格雷夫斯病和桥本甲状腺炎并存，病程的不同阶段两者所占比重也可能不同，这就增加了调整药物剂量的难度，患者

更应该遵从医嘱定期复诊，使医生尽快了解病情的特点，调整用量才能有的放矢。如在患者依从性很好的情况下，仍然复发，可考虑放射性核素治疗，以尽早达到甲亢的临床治愈。

（冯晓云）

64. 手术是治疗甲亢最好的选择吗

在甲亢治疗的经典方法中，手术治疗被排在第三位。尽管手术治疗比同位素治疗和口服药物治疗解决甲亢更快，但其毕竟是有创治疗，伴随着一些手术并发症和后遗症。

首先，手术治疗前，需要患者用口服药物将甲状腺激素水平控制在可耐受手术的范围内，因为在手术过程中，术者操作时难免挤压甲状腺，对血管的处理也会引起血流变化，使甲状腺激素迅速进入血液循环，造成高甲状腺激素血症，而后者可诱发甲亢危象的出现。甲亢危象是内分泌系统的四大急症之一，有生命危险。

其次，甲亢手术可能引起以下的手术并发症：喉上及喉返神经的损伤、甲状旁腺功能减退、出血、窒息、甲状腺功能减退等。另外，如果手术切除甲状腺的体积不合适，也可能术后甲亢仍未控制，而二次手术的术后并发症风险更高，颈部粘连的情况也很难解决。

以下几种情况患者，可以考虑手术治疗：①甲状腺显著肿大（大于 80 克），有压迫症状者；②结节性甲状腺肿合并甲亢者；③胸骨后甲状腺肿合并甲亢者；④临床怀疑伴发可疑恶性甲状腺结节者；⑤药物治疗无效或过敏的妊娠患者。⑥中、重度甲亢，长期药物治疗无效，不能坚持服药者，或停药复发者，可以考虑手术或同位素治疗。

（冯晓云）

65. 甲亢放射性核素治疗后需要注意什么

放射性核素治疗甲亢现已被越来越多的医生和患者接受，那么，放射性核素治疗后的甲亢患者需要注意什么呢？一般来说，接受放射性核素治疗后 1～2 周，少数患者可能会出现甲亢症状的加重，原因是[131]I 释放的 β 射线破坏甲状腺细胞，细胞内储存的甲状腺激素释放入血造成一过性的高甲状腺激素血症。因此，在服用同位素后，患者应尽量不要用手挤压、触摸甲状腺，注意休息，避免过劳和应激。

在治疗后的 1～3 个月内甲状腺激素水平逐渐下降,症状缓解。因此,治疗后 3 个月内需定期随访,评估疗效,且尽早发现甲减。另外,放射性核素属放射性物质,虽然[131]I 释放的 β 射线仅有 0.8 毫米的穿透力,仍需对患者进行辐射宣教,如 2 周内与他人保持距离,4 周内避免近距离接触孕妇及儿童。因正常治疗剂量的放射性核素放射性极低,通常不用担心其对性腺、胃肠道等脏器的影响。为预防治疗后短期的不适症状,可在放射性核素治疗前调整辅助用药的剂量,如加大 β 受体阻滞剂的剂量。

放射性核素治疗后 6 个月也需进行一次随访,此时若甲亢尚未治愈可考虑第二次同位素治疗。每次随访时,医生需要对患者进行体格检查和实验室检查分析,以评估病情、调整方案、及时发现不良反应并予以治疗。计划妊娠的妇女可在治疗半年后考虑受孕。

(冯晓云)

66. 治疗突眼一定要用激素吗

突眼是甲亢的症状之一,在甲亢患者中 40％具有突眼症状。突眼分为良性突眼和恶性突眼,并不是都需要治疗。突眼出现的时间也不一定,与甲亢的程度并不平行,有些患者甲亢趋于控制稳定后才出现突眼,也有患者先发现突眼才诊断为甲亢。良性突眼的患者常无明显不适,随着甲亢的控制,症状逐渐好转。中等程度的突眼,在积极治疗甲亢的同时,需要注意用眼卫生和眼部防护,如减少用眼,尤其是凝视电脑、电视等,出门遮阳、带太阳镜,起湿润作用的滴眼液可一定程度上缓解眼部症状。另外,睡觉时枕头适当增高、注意低盐饮食,这些生活方式上的改善对于轻、中度突眼有改善作用。重度突眼通常需要积极治疗以尽快缓解症状,防止病程过长所造成的局部纤维化,导致复视和眼球运动障碍。除眼部防护外,控制眼压,必要时应用激素类药物。一旦使用激素,常需要一些辅助治疗以预防激素的不良反应。应用激素,目前多主张静脉大剂量间隔用药。另外,生长抑素类制剂也是可选的治疗方案。

(冯晓云)

67. 甲亢引起心脏病如何治疗

甲亢性心脏病是由于高水平的甲状腺激素损伤心脏而引起的心律失常、心脏扩大、心绞痛和心力衰竭等一系列心血管疾病，患者表现为心慌、胸闷、气促及水肿等。病程短的甲亢患者，合并的心脏病多表现为心律失常，如房颤、房性早搏、心动过速等。如果甲亢病程较长，或者患者原来就有一些心脏的基础疾病，甲亢则会引起心脏的扩大、心肌肥厚，还有 6% 左右的严重患者可发展为心力衰竭，常常表现为右心衰，部分患者表现为左心衰或全心衰。其他一些少见的甲亢性心脏病有心绞痛和心肌梗死的症状。

通常，甲亢引起的心脏病可以在甲亢控制后治愈，但如果病程较长，心脏发生重构，则演变为顽固性慢性疾病，需长期治疗，甚至危及生命。因此，当甲亢患者出现明显的心脏不适时，首先需尽快控制甲亢，同时控制心血管并发症。此类患者治疗甲亢应首选放射性核素治疗，以尽快取得疗效。甲亢性心脏病的基础治疗应该是控制心率、减轻前后负荷、营养心肌、改善心脏耗氧。如果发生房颤，通常可以在甲亢控制 3～4 周后自行复律；如果发生心衰，尤其是老年人发生的严重心衰，通常与一般疾病引起的心衰治疗不同，应以控制心率和利尿为主，而非强心治疗。

（冯晓云）

68. 甲亢性心脏病患者治疗后成甲减需终身吃药，是不是治坏了

甲亢经放射性核素和手术治疗，常出现甲减。58% 的患者认为甲减是一种终身带病的状态，因此很多人排斥这两种治疗方式。

的确，甲减患者需要终身服药，随着年龄增大、生活环境变化，药物剂量也需要调整，但相对于甲亢的治疗则容易得多，当药物剂量调整稳定后，随访频率也可以降至 1～2 次/年。甲减服药治疗方法简便，晨起或睡前顿服即可。甲减对饮食无严格限制，病情稳定后，对体力和生活质量无影响。甲状腺激素几乎没有不良反应，也不用担心甲减药物的不良反应。因此，除每日需服一次药片外，甲减患者如同正常人。

其实，只要合理用药加以控制，甲减患者的生活质量不低于健康人。因此，我们要告诫身边的甲减患者，只要规律服用甲状腺激素，就与其他健康者没有差别。

（冯晓云）

69. 甲亢药物治疗 1 年，没有症状后可以停药吗

甲亢的药物治疗是个漫长的过程，平均治疗疗程 1～1.5 年，但并不是每个患者都在这个疗程范围内，需要在医生的指导下进行。甲亢药物治疗的复发率高达 40％，因此停药的标准是将复发率降到最低的时候。

在甲亢药物减少至维持量时需要记录时间，在此之后半年到一年时间里，如果甲状腺功能均稳定在正常范围，且满足以下条件时方可考虑停药：①甲状腺体积明显缩小；②甲状腺超声提示血供正常；③促甲状腺素受体抗体（TRAb）转阴。

即便如此，甲亢药物治疗后仍存在复发风险，因此在停药后 1～3 年仍应注意饮食和生活方式的调整，定期复查甲状腺功能，特别在停药后 3～6 个月应根据医嘱进行规律随访。

（冯晓云）

70. 什么是甲状腺功能减退

甲状腺功能减退(简称甲减)是由于不同原因引起的甲状腺激素合成、分泌减少或生物效应不足,以机体代谢及多系统功能减退为特征的一组代谢紊乱综合征。甲减的发生与地域和环境因素(饮食中碘含量,致甲状腺肿物质、遗传及年龄)等有关。

随着生活节奏的加快,环境的改变及碘摄入量的变化,本病的发病率呈上升趋势,女性更易发生。而且本病可发生于各个年龄层,起病于胎儿及新生儿期,表现为生长和发育迟缓、智力障碍,称为呆小症;起病于成年者,称成年型甲减,成人发病表现为全身性代谢减低,细胞间黏多糖沉积,可有黏液性水肿的表现。

世界许多地区的新生儿的筛查发现,每 4000~5000 个新生儿中就有 1 名甲减患儿;老年甲减发生率的报道各国不一,一般为 1%~14%。

(曲　伸　盛春君　林紫薇)

—— 专家简介 ——

曲　伸

曲伸,同济大学附属第十人民医院内分泌科主任、主任医师,同济大学、南京医科大学教授,博士研究生导师。上海市甲状腺疾病研究所执行所长,同济大学医学院甲状腺疾病研究所所长,中华预防医学会糖尿病预防与控制专业委员会常务委员,中华医学会内分泌学分会委员,上海市医学会内分泌专科分会副主任委员、肥胖学组组长。

71. 甲减有哪些分类

甲减主要分为原发性甲减、继发性甲减、周围性甲减。

(1) 原发性(甲状腺性)甲减多见,约占甲减的 96%,是由甲状腺本身的病变引起的。根据临床所见,甲减的病因有:服用抗甲状腺药物,慢性淋巴细胞性甲状腺炎、甲亢或甲状腺癌的甲状腺大部切除术后、放射性碘治疗后，先天性甲状腺缺如或克汀病、舌甲状腺，侵袭性纤维性甲状腺炎，接触致甲状腺肿物质，先天性甲状腺激素生成障碍以及慢性地方性碘缺乏等。

（2）中枢性甲减较少见，又分为继发性（垂体性）甲减和三发性（下丘脑性）甲减，垂体性甲减是指垂体疾病导致促甲状腺激素分泌减少而引起的甲减，如垂体肿瘤、希恩综合征、非肿瘤性选择性 TSH 缺乏、卒中、垂体手术或垂体部位放射治疗以后引起。下丘脑性甲减由于下丘脑疾病导致的甲减，如鞍上肿瘤及先天性 TRH 缺乏等。

（3）周围性甲减又称甲状腺激素抵抗综合征，是指周围组织对甲状腺激素不敏感，较为罕见。

（曲　伸　盛春君　林紫薇）

72. 甲状腺功能减退有哪些表现

甲减的严重程度不一，临床表现亦不同。有些患者无临床症状，且 T_3、T_4 水平正常，仅 TSH 水平升高，称为亚甲减；有些患者表现为一个或多个系统的功能异常；极少数患者出现黏液性水肿、昏迷。

（1）一般表现：怕冷，皮肤干燥、少汗、粗厚、颜色泛黄、发凉，毛发稀疏、干枯，指甲脆、有裂纹，疲劳、嗜睡、记忆力差、智力减退、反应迟钝，轻度贫血，体重增加。

（2）特殊面容：颜面苍白或蜡黄、浮肿，目光呆滞，眼睑松弛、水肿，表情淡漠、少言寡语、言则声嘶、吐词含混。

（3）心血管系统：心率缓慢，心音低弱，心脏呈普遍性扩大，常伴有心包积液；患者可出现明显脂代谢紊乱，呈现高胆固醇血症，常伴有动脉粥样硬化；冠心病发病率高于一般人群，但因周围组织的低代谢率，心搏血量减低，心肌氧耗减少，故很少发生心绞痛与心力衰竭。有时血压偏高，但多见于舒张压。心电图呈低电压，T 波倒置，QRS 波增宽，P－R 间期延长。

（4）消化系统：患者食欲减退、便秘腹胀，甚至出现麻痹性肠梗阻。50％左右的患者有完全性胃酸缺乏。

（5）肌肉与关节系统：肌肉收缩与松弛均缓慢、延迟，骨质代谢缓慢，常感肌肉疼痛、僵硬，关节疼痛、不灵活、有强直感，受冷后加重，如慢性关节炎的症状，偶见关节腔积液。

（6）内分泌系统：男性阳痿；女性月经紊乱，久病不治者亦可闭经。

（曲　伸　盛春君　林紫薇）

73. 什么是亚甲减

亚甲减（亚临床性甲状腺功能减退症）患者既无明显甲减的症状，也缺少典型甲减的体征，血中的甲状腺激素也在正常范围，仅表现为 TSH 高于正常。亚甲减在人群中是比较普遍的，在世界范围内亚甲减的患病率为 1％～10％，最高发的年龄和性别特点是大于 60 岁的女性，在某些报道中患病率接近 20％。

亚甲减伴有甲状腺抗体阳性者发生临床甲减的危险性增加。每年有 5％～10％的患者从亚甲减状态发展成明显的甲状腺功能减退。甲状腺抗体阳性的患者可能是由自身免疫性甲状腺炎引起的；血清 TSH 升高而甲状腺抗体阴性的情况，其发生机制目前尚不清楚，这些患者可能患有以 T 细胞应答占优势的不同亚型的自身免疫性疾病。此亚型发展成明显甲减的危险性较低一些（每年约 2％）。由于绝大多数亚甲减患者症状很少或者根本没有症状，因此临床上亚甲减患者常被漏诊或不易被诊断。

（曲　伸　盛春君　林紫薇）

74. 亚甲减需要治疗吗

亚甲减通常缺乏明显的临床症状及体征，容易被漏诊。2010 年中国十大城市流行病调查显示，我国成人亚甲减患病率为 16.7％，国际报道亚甲减患病率为 5％～10％，患病率随年龄增长而增高，女性多见。

亚甲减的危害是：①发展为临床甲减，特别是合并甲状腺自身抗体阳性者，每年发展成临床甲减的发生率为 5％；②血脂代谢异常及导致动脉粥样硬化，有学者认为亚甲减是缺血性心脏病发生的危险因素，使发生心肌梗死的风险增加。亚甲减患者高胆固醇血症发生率明显高于甲状腺功能正常者，左甲状腺素片替代治疗后，患者血清总胆固醇及低密度胆固醇的水平可以降低；③妊娠期亚甲减可能影响后代的神经、智力发育，并可导致不良妊娠结局。亚甲减是否需要治疗视具体情况而定。

（曲　伸　盛春君　林紫薇）

75. 所有的亚甲减都需要治疗吗

亚甲减是否需要治疗，需要结合病情的轻重、是否有甲减的症状及患者的年龄、是否合并心脏疾病等综合判定。重度亚甲减（TSH≥10 毫单位/升）患者，建议给予 L-T$_4$（左甲状腺素钠）替代治疗，治疗的目标、方法与临床甲减一致。为避免 L-T$_4$ 过量导致心律失常和骨质疏松，替代治疗过程中要定期监测血清 TSH。轻度亚甲减（TSH<10 毫单位/升）患者，如果伴有甲减症状、甲状腺过氧化物酶自身抗体（TPOAb）阳性、血脂异常或动脉粥样硬化等疾病，应给予 L-T$_4$ 治疗。不伴有上述情况的患者，定期监测 TSH 的变化（2～3 个月复查）。70 岁以上的老年亚甲减患者的治疗目前存在争议。老年重度亚甲减患者建议治疗，而老年轻度亚甲减患者是否治疗因其临床获益存在不确定性，因此建议谨慎选择治疗，密切随访观察。

（曲　伸　盛春君　林紫薇）

76. 甲减患者要做哪些检查

甲减患者主要做两大类检查。第一类为实验室检查，包括甲状腺功能、摄碘率、生化、肝肾功能、血脂和电解质等。

第二类为其他辅助检查，包括以下 4 种。

（1）心电图检查：可有低电压、窦性心动过缓、T 波低平或倒置、P-R 间期延长、房室分离、Q-T 间期延长等异常。心肌收缩力和射血分数下降，左心室收缩时间延长。

（2）甲状腺核素扫描：是寻找异位甲状腺（舌骨后、胸骨后、纵隔内甲状腺，卵巢甲状腺等）的最佳方法，先天性一叶甲状腺阙如者的对侧甲状腺因功能代偿而显像增强。核素扫描对甲状腺和甲状腺结节的功能评价亦有一定意义。

（3）分子生物学检查：先天性甲减、家族性甲减的病因诊断有赖于分子生物学检查。可根据临床需要选择相应的分析方法。

（4）病理检查：必要时可通过活检或针吸穿刺取甲状腺组织或细胞做病理检查协助诊断。

（5）其他：如甲状腺 B 超。

（曲　伸　盛春君　林紫薇）

77. 甲减的治疗方法有哪些

不论是甲状腺性甲减还是下丘脑性、垂体性甲减，甲状腺素治疗效果良好。除了抗甲状腺药物及甲状腺次全切除术引起的暂时性甲减外，其他原因所致的甲减应长期服用甲状腺素。

原发性甲减的药物治疗可选择：①左甲状腺素钠：左甲状腺素钠作用迟缓而持久，起效较慢，患者易耐受。1 次/天，服用方便，且剂量易于掌握，是治疗甲减的理想制剂，现已成为治疗甲减的首选药物。而且左甲状腺素钠的半衰期长达 7 天，吸收相对缓慢，即使漏服 1 天也无多大影响，可以于漏服的次日加服 1 天的剂量。②左旋 T_3：作用快、持续时间短，但仅用于黏液性水肿昏迷的抢救。

原发性甲减是一种慢性长期性疾病，可以逐渐使代谢恢复正常，不要求短期内纠正。左甲状腺素钠的初始剂量取决于甲减的严重程度、年龄及身体状况。年轻、无心血管及其他疾病的轻至中度甲减患者可以给予完全替代剂量，即 0.5～1.3 微克/千克标准体重。这样的剂量可以使 T_4 的浓度逐渐升高，随后 T_3 浓度缓慢升高，患者不会出现任何不良反应。伴心脏病，尤其是发生过心肌梗死的患者，应从小剂量开始，起始量每天 12.5 微克。每隔 2～4 周，经过细致的临床和实验室评估后增加 12.5 微克。治疗目的是使血 T_3、T_4 水平恢复正常，原发性甲减患者血 TSH 水平恢复正常。

治疗多长时间后症状开始改善取决于剂量的大小。中重度甲减患者的早期反应是尿量增加，如果原有低钠血症，血钠水平会升高。随后脉率增快、脉压差增大、食欲改善、便秘消失、声嘶逐渐改善，皮肤、头发数月后才能恢复正常。

（曲　伸　盛春君　林紫薇）

78. 甲减患者的饮食应注意什么

（1）补充足够的蛋白质，吃一些高能量、容易消化的食物，如蛋类、乳类、肉类、鱼肉、香芹、杏仁、枣、椰果、梅干等。

（2）适当补碘，碘是合成甲状腺激素的原料，碘过量与碘不足都有可能引起甲减，故甲减患者可从碘盐、碘酱油、加碘面包、海带、紫菜中摄取充足的碘。

（3）合并有贫血症的患者要适当多吃一些含铁、维生素 B_{12} 丰富的食物，必要时还要吃一些叶酸、铁制剂。

（曲　伸　盛春君　林紫薇）

79. 甲减如何进行预防

做好定期筛查是早期诊断甲状腺功能减退的关键。建议老年人或大于 35 岁的人每 5 年筛查 1 次，以便发现临床甲减患者，特别是孕期妇女、不孕症和排卵功能异常者；有甲状腺疾病家族史或个人史，症状或体检提示甲状腺结节或甲减，1 型糖尿病或自身免疫功能紊乱和希望妊娠的妇女，更需要筛查。

甲减的病因预防主要为以下 3 个方面。

（1）呆小症的病因预防：地方性的呆小症，胚胎时期孕妇缺碘是发病的关键。散发性的呆小症，多由孕妇患的某些自身免疫性甲状腺疾病引起，明确病因进行预防。母体妊娠期服用抗甲状腺药物应尽量避免剂量过大，并避免其他致甲状腺肿的药物。

（2）成人甲状腺功能减退的预防：及时治疗容易引起甲减的甲状腺疾病，防治手术治疗甲状腺疾病或放射性[131]I 治疗甲亢引起的甲减。

（3）积极防止甲减病情恶化：早期诊断、早期及时有效的治疗，是防止甲减病情恶化的关键。注意生活调理，避免加重病情因素的刺激。

（曲　伸　盛春君　林紫薇）

80. 妊娠期甲减怎么诊断

妊娠期甲状腺功能筛查选择在妊娠 8 周以前，最好是在怀孕前筛查。筛查指标包括血清 FT_4、TT_4、TSH、TPOAb。妊娠期最常见的甲状腺功能异常为甲减，妊娠期甲减包括临床甲减（血清 TSH 水平升高，FT_4 水平降低），亚临床甲减（血清 TSH 水平升高，FT_4 水平正常）和低 T_4 血症（血清 TSH 水平正常，FT_4 水平降低），其常见的原因为自身免疫甲状腺炎。计划妊娠的妇女，最好将血清 TSH 控制在<2.5 毫单位/升后考虑怀孕；对于妊娠期间甲减，TSH 治疗目标是：妊娠早期 0.1～2.5 毫单位/升、妊娠中期 0.2～3.0 毫单位/升、妊娠晚期 0.3～3.0 毫单位/升。

（曲　伸　盛春君　林紫薇）

81. 妊娠期甲减如何治疗

妊娠期一旦明确甲减诊断,应立即开始治疗,尽快达到治疗目标,减少不良妊娠结局。甲减治疗药物为 L-T₄(左甲状腺素钠)。对于妊娠期亚临床甲减的患者,特别是伴 TPOAb 阳性者,应当接受 L-T₄ 治疗,治疗目标同临床甲减患者;单纯低 T₄ 血症对胎儿发育的不良影响尚不十分清楚,不常规使用 L-T₄ 治疗。妊娠期诊断的临床甲减,L-T₄ 替代剂量高于非妊娠妇女,为每天每千克体重 2.0～2.4 微克,足量起始或尽快达到治疗剂量。妊娠期诊断的亚临床甲减,TSH＞正常参考范围上限,不考虑 TPOAb 是否阳性,应开始使用 L-T₄ 治疗。治疗的剂量要根据 TSH 水平决定,TSH＞妊娠特异参考值上限,L-T₄ 的起始剂量每天 50 微克;TSH＞8.0 毫单位/升,L-T₄ 的起始剂量每天 75 微克;TSH＞10 毫单位/升,L-T₄ 的起始剂量每天 100 微克。血清 TSH 和 FT₄/TT₄ 应在妊娠前半期每 4 周监测一次,TSH 平稳后可以延长至每 6 周一次,L-T₄ 剂量应根据 TSH 水平变化调整。临床甲减患者产后 L-T₄ 剂量恢复到妊娠前水平,妊娠期诊断的亚临床甲减患者产后可以停用 L-T₄,均需在产后 6 周复查甲状腺功能及抗体各项指标,以调整 L-T₄ 剂量。产后哺乳的甲减和亚临床甲减的患者可以服用 L-T₄,根据一般人群 TSH 和 FT4 参考范围调整 L-T₄ 剂量。

甲减的治疗简单,即 L-T₄ 治疗,因为补充的 L-T₄ 是机体中的营养物质,机体分泌不足时的替代补充治疗,只要剂量合适即安全可靠。因此,妊娠期服用 L-T₄ 不会影响胎儿;同样甲减产妇进行母乳喂养也十分安全。

(曲　伸　盛春君　林紫薇)

82. 什么是老年甲状腺功能减退

老年甲状腺功能减退(简称老年甲减)是常见的内分泌疾病,一般指 65 岁以上的甲状腺功能减退患者,尤其常见于老年女性,其发生率女性为 5%～20%,男性为 3%～8%。老年甲减最常见病因是自身免疫性甲状腺炎,其他病因还包括手术或放射性碘治疗后甲减、药物诱导的甲减、碘摄入缺乏或过量,以及下丘脑或垂体病变导致的继发性甲减等。由于其起病隐匿,临床表现往往不典型,甲减症状与机体老化表现相似,临床易于漏诊和误诊。老年患者伴随疾病多、合并用药多,因此老年甲减的诊断和治疗具有一定的特殊性。

(高　鑫　凌　雁)

—— 专家简介 ——

高　鑫　凌　雁

高鑫,教授、博士研究生导师,复旦大学附属中山医院内分泌科主任医师,复旦大学慢性代谢性疾病研究所所长。中华医学会内分泌学分会常务委员,中国医师协会内分泌代谢科医师分会副会长,上海市医学会内分泌专科分会前主任委员。

凌雁,医学博士,硕士研究生导师,复旦大学附属中山医院内分泌科副主任医师,上海市医学会内分泌专科分会青年委员。擅长各种内分泌疾病的诊断与治疗,对糖尿病、甲状腺疾病、肾上腺疾病、高血脂的个体化治疗有丰富的临床经验。

83. 老年甲减的危害是什么

甲减会影响人体的各个系统和器官,危害老年患者的身心健康,降低其生活质量。由于心脑血管疾病在老年阶段高发,而甲减也与心血管疾病关系密切,因此老年甲减尤其会对心血管系统产生危害。甲状腺激素水平直接影响心脏和外周血管系统,它可以增加心肌收缩力、提高心率、扩张外周动脉和增加心搏血量。甲减时心肌收缩力减弱,心功能减退;动脉弹性减退,外周阻力增高,导致血压明显升高。同时,甲状腺激素对人体的物质代谢起着重要调节作用。在正常情况下,甲状腺激素对糖、脂肪、蛋白质合成与分解起着平衡作用。然而在甲减时,这种平衡被打破,由于甲状腺激素分泌减少导致人体胆固醇分解代谢下降,同时肾脏对尿酸的排泄能力下降,可导致血液中总胆固醇、低密度脂蛋白胆固醇及尿酸水平升高。这些因素大大增加了老年人心脑血管疾病的风险。因此,老年甲减可导致多种心脑血管并发症出现,如心肌肥厚、心脏扩大、心率减慢、心包积液、冠心病以及脑血管意外等。

黏液性水肿性昏迷是老年甲减最严重的表现,属于甲减危象,多发生于患有甲减而长期未得到诊断和治疗的老年患者。冬季为高发季节,由于环境温度降低,机体对甲状腺素的需要量增加,甲减恶化。有时亦可由感染、心脑血管意外、创伤、手术、麻醉和镇静药应用不当所诱发。临床表现有嗜睡、神志不清、昏迷、低体温、低血压、低血糖、心动过缓、呼吸困难和四肢肌肉松弛,可伴休克及心肺肾功能衰竭而危及生命。抢救成功率低,死亡率为 20％～60％。

（高　鑫　凌　雁）

84. 老年甲减有哪些表现

甲减的症状主要表现为代谢率减低和交感神经兴奋性下降,例如畏寒、乏力、手足肿胀感、迟钝、抑郁、嗜睡、记忆力减退、少汗、关节疼痛、体重增加、便秘等症状。临床体检可以发现皮肤干燥、粗糙、脱皮屑、皮肤温度降低、水肿、毛发稀疏干燥、跟腱反射时间延长、脉搏缓慢等体征。但是这些表现在一些甲状腺功能正常的老年人群中也会出现,缺乏特异性。不少症状常被误以为由于衰老所引起,而不被注意和重视,以致漏诊。

另外,由于甲减可以导致血脂紊乱、血压增高,甚至甲减性心脏病,而老年人常常罹患高血压、糖尿病、冠心病、心功能不全等慢性疾病,故部分老年甲减可以心血管疾病为突出表现。此时,甲减可能是诱发心血管疾病的主要原因,也可能是加重心血管疾病的重要因素。部分老年甲减也可以出现抑郁、淡漠、痴呆等精神系统症状,或纳差、便秘、消瘦等消化系统症状。及时识别甲减的这些特殊临床表现非常重要,避免误诊误治带来的严重后果。

（高　鑫　凌　雁）

85. 老年甲减如何进行诊断

老年甲减的诊断首先要依据患者的临床表现。患者可以表现为乏力、怕冷、反应迟钝、头晕、声音嘶哑、抑郁、皮肤干燥和便秘等,但这些症状与机体老化的表现重叠,以致许多患者首诊并未选择内分泌科。老年患者本身记忆力和语言表达能力明显衰退,再加上老年甲减可以导致认知功能障碍,严重者甚至会出现痴呆,对于既往病史如甲状腺手术或放射性碘治疗以及用药情况可能叙述不清。因此,老年甲减的诊断较为困难,容易造成漏诊和误诊。

老年患者一旦怀疑甲减,应该立即行甲状腺功能的测定。血清 TSH 和 FT_4 是临床上诊断甲减的一线指标:FT_4 减低、TSH 升高为临床甲减;FT_4 正常、TSH 升高为亚临床甲减。甲状腺自身抗体如甲状腺过氧化物酶抗体(TPOAb)和甲状腺球蛋白抗体(TgAb)的检测也有助于甲减病因的诊断。甲状腺超声检查可以观察甲状腺形态,包括甲状腺的大小,有无炎症表现,有无结节等,也是诊断所需的检查。

(高 鑫 凌 雁)

86. 老年甲减应与哪些疾病进行鉴别

老年甲减因临床表现不典型,甲减症状与机体老化表现相似,合并疾病多,需要仔细进行鉴别,避免漏诊和误诊。以下几种疾病尤其需要与老年甲减进行鉴别。

(1)冠心病:老年人群是甲减和冠心病的好发人群,而甲减患者的心血管风险明显增高,不少老年甲减患者以心血管病变为首发症状,因此老年人群甲减与冠心病合并存在的概率很高。甲减合并冠心病时,由于甲减的低代谢使得患者出现典型心绞痛的比例较低,此时容易忽视冠心病的诊断;而冠心病患者如果存在乏力、纳差、怕冷、心动过缓等低代谢表现时,亦须考虑到甲减的可能性。故对于老年甲减患者,诊断时需详细询问病史,并仔细查体,不能片面强调某一症状或体征,忽视甲减与冠心病两者同时存在的可能性。

(2)正常甲状腺功能病态综合征:是指由于非甲状腺的全身性疾病、手术、禁食影响甲状腺激素的生成或代谢,导致甲状腺功能指标检测的异常。临床表现为低代谢和交感神经兴奋性降低,如怕冷、乏力、水肿、食欲不振、便秘等表现,测定血清 T_3 和(或) T_4 低下,而 TSH 正常或轻度增高,容易误诊为甲减。单纯 T_3 低下称为低 T_3 综合征,严重者还可以表现 T_4 低下,称为低 T_3、T_4 综合征。老年患者一旦发生正常甲状腺功能病态综合征,常提示病情危重,预后不良。一般认为正常甲状腺功能病态综合征是各种疾病状态下出现的一种自我保护调节机制。治疗上以治疗原发疾病为主,一般不需补充甲状腺激素,如补充可能对机体造成更大的危害。

(3)抑郁症:大约有 2/3 的老年甲减患者表现出记忆力、注意力减退,情绪低落及纳差等症状,严重时会有反应迟钝,甚至精神失常的现象,如果不全面检查就容易误诊为抑郁症。

(高 鑫 凌 雁)

87. 老年甲减该如何治疗

甲减的治疗药物主要是甲状腺激素制剂,目前临床有两种药物可供使用:

包括左甲状腺素钠($L-T_4$)和甲状腺素片(含有 T_4 和 T_3 两种成分)。前者是人工合成的,后者是动物甲状腺的提取物。由于 T_3 是甲状腺激素的活性成分,吸收后立即起作用,而 T_4 吸收后则需要在体内转化成 T_3 才逐渐发挥作用。老年患者对 T_3 的作用较为敏感,服用甲状腺素片后体内 T_3 水平迅速升高,服药后易出现心悸、颤抖等症状。

另外,由于甲状腺素片是动物甲状腺的提取物,不同批次药品的成分会存在差异,会导致药物疗效的不稳定。因此,老年甲减患者首选 $L-T_4$ 治疗,而非甲状腺素片。老年患者由于基础代谢率低,对 $L-T_4$ 代谢清除减慢、体质指数下降、同时服用其他药物会产生药物相互作用等因素,服用剂量要少于年轻患者。并且随着年龄的增长,替代剂量可能需要逐渐减少。

老年甲减患者 $L-T_4$ 的起始剂量较小,一般从 12.5～25 微克/天开始。治疗调整过程中,$L-T_4$ 剂量增加的幅度也要小。一般每 4～6 周增加 12.5～25 微克/天。如果在增加剂量期间发生胸痛、心悸、气短或头晕等症状,那么可以停药 2～3 天,然后重新从较低的剂量开始用药。之后应适当延长药物调整的时间间隔,再度增加剂量时,增量要更小。治疗的目标是血清 TSH、T_3 和 T_4 水平维持在正常范围。对于大于 70～80 岁的老年患者,血清 TSH 的目标值可以适当放宽,稍高于正常上限(4～6 毫单位/升)。

$L-T_4$ 的服用时间建议在早餐前 60 分钟,此时药物的吸收效率较高。如果无法做到早餐前服用,睡前服用也可选择。一些食物如葡萄柚汁、浓咖啡、高纤维膳食、黄豆、牛奶、豆浆等,会影响 $L-T_4$ 的吸收。建议患者食用这类食物时,与 $L-T_4$ 服药的时间间隔应大于 4 小时。另外,老年甲减患者常常有合并用药,$L-T_4$ 与其他药物的服用时间也需要间隔 4 小时以上。

(高 鑫 凌 雁)

88. 老年甲减治疗中可能出现的不良反应是什么

对老年甲减治疗应十分慎重,$L-T_4$ 的起始剂量要小,调整剂量的幅度也要小,同时要兼顾老年患者的心血管和其他内分泌疾病情况,用药不当会造成不良后果。老年甲减常合并有冠状动脉硬化及狭窄,心肌血供不足,心肌需氧代谢维持在低水平;如果大量快速地给予甲状腺激素治疗,机体新陈代谢增强,心肌需氧量也相应增加,但此时狭窄的冠状动脉不能相应增加灌注血量,无法满足心肌的需求,以致引起心绞痛,甚至心肌梗死。

对肾上腺皮质功能相对不足的老年人来说，当给予甲状腺激素治疗时，全身代谢率增加，肾上腺皮质激素的清除也加速，原本的平衡被打破，表现出肾上腺皮质激素缺乏的症状，严重者可能导致肾上腺皮质危象甚至死亡。因此，在病程长、病情重，特别是黏液性水肿昏迷患者，应短期补充一定量的皮质激素。

另外，$L-T_4$ 使用过量引起的亚临床甲亢，还可以诱发老年患者发生心律失常，尤其是心房颤动，后者将导致血栓性疾病的风险明显增高。亚临床甲亢还可以导致骨量丢失加快，加重原有的骨量减少或骨质疏松，引起骨痛、活动障碍，甚至脆性骨折。

老年患者合并疾病多，用药比较复杂，需要注意药物之间的相互作用，否则可能影响 $L-T_4$ 的疗效。一些药物如双膦酸盐、铁剂或钙剂、氢氧化铝、硫糖铝、考来烯胺(消胆胺)、舍曲林、质子泵抑制剂、雌激素、雷洛昔芬等会影响 $L-T_4$ 的吸收；另一些药物如糖皮质激素类、胺碘酮、β 受体阻断剂等会影响 $L-T_4$ 的代谢。因此，老年患者使用这些药物时，或者停止服用这些药物时，常常需调整 $L-T_4$ 的用药剂量。

（高　鑫　凌　雁）

89. 老年患者的亚甲减需要进行治疗吗

亚甲减是指血 T_3 和 T_4 水平正常，TSH 增高的状态。目前，对于老年亚甲减患者是否需要治疗尚存争议。一般而言，对于 TSH≥10 毫单位/升的重度亚甲减患者，因其发展为临床甲减的风险较高，以及伴随的心血管疾病风险，主张给予 $L-T_4$ 治疗。

而对于 TSH<10 毫单位/升的轻度亚甲减患者，如有甲减症状、TPOAb 阳性、血脂异常或动脉粥样硬化性疾病，可以考虑给予治疗；如没有症状则不必治疗。另外，部分研究表明，≥85 岁的老人即使 TSH≥10 毫单位/升也不必治疗，因为该年龄段亚甲减不仅无害，反而与延长寿命有关。

（高　鑫　凌　雁）

甲状腺炎和桥本病等

90. 什么是急性甲状腺炎和亚急性甲状腺炎

急性甲状腺炎是指因感染而引起甲状腺的急性炎症，临床上称为急性化脓性甲状腺炎。感染的病原体可以是细菌，也可以是病毒，真菌等。而其中最常见的就是细菌感染，约占所有病原体的 70%。

亚急性甲状腺炎，又称亚急性肉芽肿性甲状腺炎，简称亚甲炎。亚甲炎的病因未明，一般认为与病毒感染有关，起病前常有上呼吸道感染史，多见于 20～50 岁的成年人，女性多见，是男性的 3～5 倍。本病的发生有一定的季节性，一般夏季为本病的高发期，亚甲炎近年来有增多的趋向。亚甲炎一般起病较急，其病程介于急性甲状腺炎和慢性淋巴性甲状腺炎之间，故将其命名为亚急性甲状腺炎。

由于大多数甲状腺炎，尤其是亚急性甲状腺炎的发病，与自身免疫因素有关，所以甲状腺炎有一定的遗传倾向。

（曲　伸　盛春君　林紫薇）

91. 甲状腺炎可以预防吗

虽然常见的甲状腺炎，如亚急性甲状腺炎和桥本甲状腺炎，都与自身免疫因素有关，但是它们的发病往往都是有诱因的，如常见的病毒感染、精神刺激等。因此，甲状腺炎虽然有遗传倾向，但在一定程度上还是可以预防的。

预防甲状腺炎主要是需要有健康的生活方式：①合理膳食，均衡营养；②规律、适当的运动；③保持良好的生活习惯，作息规律；④保持良好的情绪，心境开朗。这些健康的生活方式不光对甲状腺疾病，对于一些其他的慢性病，都有很好的预防作用。

（曲　伸　盛春君　林紫薇）

92. 为什么会发生急性化脓性甲状腺炎

在日常生活中，我们很少听到急性化脓性甲状腺炎这种疾病。甲状腺的外面包裹有一层致密的纤维囊，而且甲状腺的血液循环和淋巴循环非常丰富，腺体内又含有很高浓度的碘离子。因此，在正常情况下，甲状腺不容易发生感染。

那急性化脓性甲状腺炎又是如何发生的呢？可能是甲状腺的解剖结构发生了变化，或是机体的免疫发生了改变。临床上归纳为以下三点原因：①甲状腺存在先天的发育异常，多见于儿童；②甲状腺本身存在病变，如甲状腺囊肿、结节、肿瘤等，多见于成人；③机体免疫力低下，如白血病、结核病、艾滋病，或放疗及免疫抑制治疗时。但总体来说，急性化脓性甲状腺炎的发病率是极低的，属于比较少见的一类甲状腺炎。

（曲　伸　盛春君　林紫薇）

93. 亚急性甲状腺炎有哪些临床症状

亚急性甲状腺炎（亚甲炎）的发病与免疫因素有关，但具体的病因目前还不太清楚。一般认为是病毒感染后引起人体免疫系统的过度反应而发生的。常见的病毒感染包括柯萨奇病毒、EB病毒、腺病毒、流感病毒等。这些病毒都能引起上呼吸道感染，因此亚急性甲状腺炎往往发生在感冒之后。

亚甲炎最突出的临床表现就是颈部疼痛，大多伴不同程度的发热。颈部的甲状腺区域触痛明显是其重要特征，也是区别于咽痛的重要表现，患者常有一过性甲状腺功能异常。典型的亚甲炎多由甲状腺破坏，可分为大量甲状腺激素释放的甲亢期和甲状腺修复阶段的甲减期。甲亢期可有心慌、怕热、多汗、易怒等症状，而甲减期可有乏力、怕冷、便秘等症状。

特别提醒

亚甲炎和肥胖、糖尿病等与生活方式有关的慢性病不同，即使保持着良好的生活规律，也难以完全避免亚甲炎的发生。

（曲　伸　盛春君　林紫薇）

94. 亚急性甲状腺炎对甲状腺功能有什么影响

亚急性甲状腺炎的发病机制是自身的免疫系统对甲状腺滤泡细胞的攻击破坏，因此在亚急性甲状腺炎的不同时期，甲状腺的功能改变是不同的。临床上常将亚急性甲状腺炎分为三期。

（1）急性发作期：由于甲状腺滤泡的破坏，滤泡细胞内储存的甲状腺激素 T_3、T_4 会大量释放入血中，从而出现明显的甲亢症状，这个过程将持续一个月左右。

（2）缓解期：此期滤泡内贮存的激素慢慢排尽，甲状腺功能逐渐恢复到正常，甲亢症状逐渐好转。在这之后，一部分人甲状腺激素水平还会继续下降，出现甲减的症状；而一部分人甲状腺功能维持在这一水平。

（3）恢复期：临床症状消失，甲状腺肿痛基本缓解，T_3、T_4 及 TSH 都在正常范围内，甲状腺功能恢复正常。

亚急性甲状腺炎具有自限性，即使不治疗也会完全恢复正常。临床上给予治疗是为了缩短病程、缓解症状、减轻不必要的痛苦。因此一般情况下，亚急性甲状腺炎是不会留有后遗症的。但是有 5%～10% 的患者在后期出现甲减后不能再恢复到正常，变成永久性甲减，需要终身服用甲状腺素片替代治疗，也有极少数人会反复发作。

特 别 提 醒

虽然亚甲炎的发生可能与病毒感染有关，但亚甲炎本身有自限性，破坏的甲状腺可随着时间推移逐渐自行修复，是一种良性甲状腺疾病，不会传染，也不会发展为肿瘤。

（曲　伸　盛春君　林紫薇）

95. 得了亚甲炎，需要如何检查与治疗

对于亚急性甲状腺炎的急性期，医生会建议患者查甲状腺功能全套、红细胞沉降率（血沉）及甲状腺 B 超，必要时还应检查甲状腺摄碘率。亚甲炎甲亢期最典型的检查结果就是甲状腺激素水平的升高、红细胞沉降率升高，及甲状腺摄碘率明显下降。

亚急性甲状腺炎的治疗措施,可根据症状的严重程度来选择。

(1) 如果症状较轻,可以不做特殊处理,只需要注意适当休息,并给予非甾体类消炎药(如阿司匹林)即可。

(2) 如果全身症状较重、持续高热、甲状腺肿大,疼痛明显的,可以给予激素治疗,迅速缓解症状。

(3) 在急性发作期甲状腺功能亢进时,可以给以普萘洛尔等 β 受体阻滞剂来减轻甲亢的症状。由于其甲亢是一过性的,之后会逐渐恢复,所以一般不使用抗甲状腺药物、放射性碘或手术进行治疗。

(4) 后期部分患者会出现甲减,可给予甲状腺素片治疗,但一般不超过 6 个月,因为绝大多数甲减是可以逐渐恢复的。对于极少部分甲减不能恢复的永久性甲减,则需要终身给予甲状腺素片替代治疗。

当患者临床症状消失、甲状腺功能无异常、血沉正常,则可认为已痊愈。

多数亚甲炎的患者可痊愈,不需终身服药。亚甲炎本身有自限性,一般在几个月内可恢复正常,但有一部分亚甲炎的患者可能再次复发。一般而言,甲状腺大量破坏而致永久性甲状腺功能减退者十分罕见。与甲亢、甲减不同,多数亚甲炎的患者的甲状腺功能最终能够完全恢复正常而不需要口服任何药物,因此不需要刻意避免含碘盐及海产品。

典型的亚甲炎病程中包括甲状腺破坏阶段的甲亢期,以及甲状腺修复阶段的甲减期,不论是甲亢期还是甲减期,均应适当休息,减少活动。甲亢期患者还应适当增加营养,以弥补过量的甲状腺素带来的过度消耗。

(曲　伸　盛春君　林紫薇)

96. 亚甲炎对孕妇及胎儿有影响吗

在备孕期间如发生亚甲炎,甲状腺激素水平的波动不利于妊娠,建议等亚甲炎完全康复、甲状腺功能恢复正常后再考虑妊娠。

妊娠期的亚甲炎十分罕见,一旦发生,甲亢期以休息为主,尽量避免使用减慢心率的药物,同时注意密切监测和随访甲状腺功能,在亚甲炎的甲减期及时补充甲状腺激素,避免甲减对胎儿发育造成影响。

哺乳期发生的亚甲炎又名产后甲状腺炎,通常不伴有颈部疼痛,大多数有产后甲状腺炎的女性,在甲状腺功能亢进期仅有轻微症状,不必任何治疗。虽然甲状腺激素可进入乳汁,但通常不需因亚甲炎而停止哺乳。在产后甲状腺炎的甲减期,有症状的女性需口服补充甲状腺素。

（曲　伸　盛春君　林紫薇）

97. 亚急性甲状腺炎与甲亢如何区分

亚急性甲状腺炎急性发作时,甲状腺功能表现为甲亢,出现怕热、多汗、细震颤、心慌、体重减轻,常常容易与格雷夫斯病相混淆。但亚急性甲状腺炎和格雷夫斯病还是有 3 个明显的区别:①亚急性甲状腺炎有明显的颈部疼痛症状,而格雷夫斯病甲亢无颈部疼痛。②格雷夫斯病 TRAb 阳性,而血沉正常;亚急性甲状腺炎 TRAb 一般是正常的,但血沉明显增快。③格雷夫斯病甲亢甲状腺摄碘率明显增高并且高峰前移,而亚急性甲状腺出现甲亢时,甲状腺摄碘率是降低的,呈现典型的"分离现象"。

（曲　伸　盛春君　林紫薇）

98. 什么是无痛性甲状腺炎

无痛性甲状腺炎又称亚急性淋巴细胞性甲状腺炎,是亚急性甲状腺炎的一种特殊类型,同时也是一种自身免疫性甲状腺炎,因此也有观点认为它是慢性淋巴细胞性甲状腺炎的特殊类型。任何年龄均可发病,发病年龄以 30～50 岁为多,男女之比为 1：2～1：15。

无痛性甲状腺炎表现为无痛性的甲状腺肿和一过性的甲亢。与亚急性甲状腺炎相比,无全身症状、无甲状腺疼痛、血沉不增快。同时,无痛性甲状腺炎较易复发,当甲状腺抗体滴度逐渐升高时,有发生甲减的潜在危险,故在症状缓解后数年内仍需定期监测甲状腺功能。

（曲　伸　盛春君　林紫薇）

99. 什么是桥本甲状腺炎

慢性甲状腺炎中最常见的是慢性淋巴细胞性甲状腺炎,也就是桥本甲状腺炎。桥本甲状腺炎是一种自身免疫性甲状腺炎,也是发病率较高的一种甲状腺炎。其确切的发病率还不是很清楚,但多见于女性,女性患者是男性的 15～20 倍。各年龄均可发病,以 30～50 岁多见。

桥本甲状腺炎的发病机制还不是很明确。目前认为,桥本甲状腺炎是由遗传因素、免疫因素、环境因素共同作用引起的。桥本甲状腺炎有家族聚集性和遗传易感性。在碘充足的地区,桥本甲状腺炎的发病率相对较高,说明碘可能是诱发桥本甲状腺炎的一个重要因素。感染也被认为是桥本甲状腺的一个重要诱发因素,但临床工作中往往很难发现。

（曲　伸　盛春君　林紫薇）

100. 桥本甲状腺炎有什么临床表现

桥本甲状腺炎的起病非常隐匿,进展也非常缓慢,很难找到诱发因素,往往是在无意中或体检时才发现。早期的临床表现常不典型,甲状腺呈弥漫性,无痛的轻度或中度肿大,质地大多韧硬,常有咽部不适或轻度咽下困难,有时有颈部压迫感,偶有局部疼痛与触痛。甲状腺的肿大通常是双侧对称的,但也可出现双侧不对称。另外,峡部通常明显增大,有时可压迫气管、喉返神经等,出现呼吸困难及吞咽困难。随着病程延长,甲状腺组织逐渐被破坏,可以出现甲减。这时会出现怕冷、心动过缓、便秘甚至黏液性水肿等典型的甲减症状及体征。

大多数桥本甲状腺炎者甲状腺功能是正常的,但随着疾病的进展,自身免疫因素对甲状腺滤泡的不断破坏,约有一半的患者最终会发展成为甲减,表现为怕冷、心动过缓、便秘甚至黏液性水肿,但一般不会出现甲亢。

特别提醒

桥本甲状腺炎最终发展成甲减主要与以下 3 个因素有关：①女性比男性进展为甲减快 5 倍；②45 岁后进展为甲减的速度增快；③甲状腺抗体或 TSH 明显升高者的进展快。符合这三点的人群,更要注意随访甲状腺功能,一旦出现甲减,需要及时治疗。

（曲　伸　盛春君　林紫薇）

101. 桥本甲状腺炎要做哪些检查

桥本甲状腺炎通常需要做以下检查。

（1）甲状腺功能：在桥本甲状腺炎的早期,甚至是数年之内,甲状腺功能都是正常的，T_3、T_4 及 TSH 都在正常水平范围内。随着病程的进展，血 TSH 逐渐升高，T_3、T_4 仍在正常水平，即变成亚甲减。随着疾病的进一步进展，甲状腺功能表现为甲减，即 T_3、T_4 下降，TSH 升高。

（2）甲状腺自身抗体：TgAb 和 TPOAb 滴度明显升高是本病的特征之一。尤其在出现甲减以前，抗体阳性是诊断本病的主要依据。TgAb 具有与 TPOAb 相同的意义，研究报道，本病 TgAb 阳性率为 80％，TPOAb 阳性率为 97％。但年轻患者抗体阳性率较低。

另外，甲状腺超声检查显示甲状腺肿大，呈弥漫性，不均匀的低回声改变，有时可出现较丰富的血流信号。甲状腺摄碘率在发病早期通常是正常或增高，后期往往降低。

（曲　伸　盛春君　林紫薇）

102. 桥本甲状腺炎如何治疗

确诊为桥本甲状腺炎后，需要视甲状腺大小及有无症状而决定是否进行治疗。如果甲状腺较小、无明显压迫症状、甲状腺功能正常，可以随访观察，暂不治疗。如果甲状腺明显肿大，并有压迫症状的，可以采用小剂量甲状腺激素进行治疗，以减轻甲状腺肿。

当出现甲减时，要用甲状腺素片长期治疗。甲状腺素应从小剂量开始使用，逐渐加量，直至血 TSH 降至正常。当出现亚甲减时，也应用甲状腺素进行治疗，但剂量相对要小。

桥本甲状腺炎一般不进行手术治疗，但对于甲状腺素治疗后，甲状腺仍然肿大明显，有压迫的症状时，也可考虑进行手术治疗。

（曲　伸　盛春君　林紫薇）

103. 桥本甲状腺炎出现甲亢是怎么回事

一般来说，桥本甲状腺炎是不会出现甲亢的。但也有少数情况下会出现甲亢，称为桥本甲状腺毒症。有人认为桥本甲状腺毒症是桥本甲状腺炎的一种特殊类型，也有人认为是桥本甲状腺炎和格雷夫斯病共存。

桥本甲状腺毒症可以出现典型的甲亢表现：①甲亢高代谢症状，如怕热、多汗、细震颤、心率增快、体重减轻等；②甲状腺肿大；③部分患者会出现突眼，胫前黏液性水肿。检查甲状腺功能表现为甲亢，即 T_3、T_4 升高，TSH 降低，TgAb 和 TPOAb 阳性。

桥本甲状腺毒症应该按照甲亢来治疗，可以用硫脲类药物或咪唑类药物这些抗甲状腺药物，但药物剂量相对较小。由于甲状腺腺体组织的不断破坏，甲状腺功能最终会减低，因此一般不用[131]I 治疗及手术治疗，否则增加永久性甲减的发生率。

（曲　伸　盛春君　林紫薇）

104. 什么是产后甲状腺炎

产后甲状腺炎被认为是自身免疫性甲状腺病的一种类型。一般在妇女生育后一年内发病，也可以是在自然流产或人工流产后发生，整个病程持续半年至一年。产后甲状腺炎也是一种相对较常见的甲状腺炎。文献报道，我国的患病率为 11.9%。

产后甲状腺炎可分为 3 个亚型，即甲亢甲减双相型、甲亢单相型和甲减单相型，最典型的是甲亢甲减双向型。

产后甲状腺炎的甲状腺功能分为三期。

（1）甲亢期：通常发生在产后 3 个月，持续 1～2 个月。表现为心悸、乏力、怕热、情绪激动等甲亢的明显症状。实验室检查特征性表现是血清甲状腺激素水平与甲状腺摄碘率呈现"双向分离"现象，即血清 T_4、T_3 水平升高，甲状腺摄碘率显著降低。

（2）甲减期：通常发生在产后 6 个月左右，持续 4～6 个月。表现为肌肉、关节疼痛和僵硬、疲乏无力、注意力不集中、便秘等甲减的典型症状。甲状腺功能检查可以发现 TSH 水平逐渐升高，血清甲状腺激素 T_3、T_4 水平下降。

（3）恢复期：发生在产后 6～12 个月。甲状腺激素水平和甲状腺摄碘率逐渐恢复至正常。

既往甲状腺自身抗体 TPOAb 阳性的或是患有其他自身免疫性疾病的妇女，患产后甲状腺炎的风险会增大。临床实践中发现，TPOAb 阳性的妇女有40%～60%会发生产后甲状腺炎，是 TPOAb 阴性的 20 倍。而且，70%的产后甲状腺炎于第二次妊娠分娩后会再次发生产后甲状腺炎。

（曲　伸　盛春君　林紫薇）

105. 产后甲状腺炎和格雷夫斯病如何区分

产后甲状腺炎甲亢期与产后格雷夫斯病复发的表现非常类似,主要有 3 个方面进行区分。

(1) 产后格雷夫斯病常有产前的格雷夫斯病史,或伴有格雷夫斯病特征性表现,如浸润性突眼等,甲亢症状较重。

(2) 甲状腺摄碘率:产后甲状腺炎甲亢期甲状腺摄碘率是减低的;而产后格雷夫斯病甲状腺摄碘率是升高的,但是受到哺乳的限制,一般不做甲状腺摄碘率检查。

(3) TSH 受体抗体(TRAb):产后格雷夫斯病 TRAb 是阳性的,而产后甲状腺炎则为阴性。

(曲　伸　盛春君　林紫薇)

106. 产后甲状腺炎如何治疗

大部分产后甲状腺炎的甲状腺功能可以在 6～12 个月后恢复正常,但是约有 20％的病例可以遗留为持续性甲减。少数病例可以在恢复后 3～10 年发生甲减。

大多数产后甲状腺炎是自限性的。当出现甲亢症状时,可以给予 β 受体阻滞剂(如普萘洛尔等)缓解症状,必要时小剂量抗甲状腺药物治疗,但不能使用放射性碘治疗。甲减期如果 TSH<10 毫单位/升,一般不需要使用甲状腺激素替代治疗,甲状腺功能可以自行恢复。如果遗留有持续性甲减或是数年后出现甲减,则需要使用甲状腺激素替代治疗。

(曲　伸　盛春君　林紫薇)

107. 怀孕了为什么要查甲状腺激素

甲状腺疾病是我国育龄女性的常见病之一,也是我国妊娠前半期女性的常见病;甲状腺功能异常(甲减或甲亢)会影响女性的内分泌系统,导致月经紊乱,影响受孕;怀孕后女性如果存在甲减(或亚甲减)未及时得到诊治,对母体和胎儿均有不良影响,包括自然流产、早产、先兆子痫、妊娠高血压、产后出血、低体重儿、死胎、胎儿智力和运动发育受损。妊娠期亚甲减也增加不良妊娠结局发生的危险。

甲状腺功能正常单纯 TPOAb 阳性的妊娠早期妇女，流产、早产、后代认知能力发育障碍风险增加，故妊娠期甲状腺功能的监测很有必要。

（曲　伸　盛春君　林紫薇）

甲｜状｜腺｜结｜节｜与｜肿｜瘤｜

108. 什么是甲状腺结节

甲状腺结节，通俗一点讲，就是甲状腺内的肿块。甲状腺是人体内的腺体之一，属于内分泌器官，位于颈部甲状软骨的下方，气管的两旁，随着吞咽动作可以上下移动。

有些甲状腺肿块通过肉眼可以观察到，有些可以用手摸到，因为肿块位于甲状腺内，多数也可以随着吞咽动作上下移动。

现在由于甲状腺检查手段的进步(如 B 超、CT、磁共振成像等)，会在甲状腺内发现密度与周围正常甲状腺组织有差异的部分，通常均称之为甲状腺结节。近年来甲状腺结节的患病人数逐年增加，与甲状腺检查手段的普及有一定关系。

很多人发现甲状腺结节都会很紧张，因为多数人把结节和肿瘤、癌症直接联系在一起，造成不必要的恐慌。

其实，甲状腺结节形成的因素很多，如感染、出血、免疫紊乱等，大多数良性结节没有任何表现，甚至会伴随人的一生；甲状腺结节是否影响健康取决于甲状腺结节的大小、生长方式、病理性质和功能。

甲状腺结节病理性质就是指结节的良恶性，恶性会影响健康，部分良性结节会有一些不适，如甲状腺炎造成的结节会有疼痛，具有自主分泌功能的结节会有心慌、出汗、消瘦等甲亢的表现，大的良性结节会对气管、食管、神经造成压迫。至于什么样的结节需要处理，请专业的医师来做出判断是最好的选择。

(邹俊杰　石勇铨)

—— 专家简介 ——

石勇铨　邹俊杰

石勇铨，海军军医大学附属长征医院内分泌科主任、教授、主任医师、博士研究生导师。上海市医学会内分泌专科会副主任委员，上海市糖尿病康复协会主任委员，中华医学会糖尿病学分会委员，解放军医学会内分泌分会委员。

邹俊杰，海军军医大学附属长征医院内分泌科副主任、副教授、副主任医师、硕士研究生导师、医学博士。上海医学会内分泌专科会委员，中国人民解放军微血管病学专业委员会委员，上海市糖尿病康复协会委员。主要从事糖尿病慢性并发症及甲状腺疾病基础与临床研究。

109. 哪些人容易得甲状腺癌

甲状腺结节是一种非常常见的疾病，大部分属于良性，临床上有多种甲状腺疾病会表现为结节，如甲状腺感染性炎症、自身免疫性疾病，不一定是甲状腺癌。因此，如果体检报告中出现"甲状腺结节"或"甲状腺低回声"，不必惊慌，可咨询专业的内分泌专家或头颈外科专家。

尽管如此，甲状腺结节还是有癌变的可能，那么哪些人容易得甲状腺癌呢？

（1）有家族史人群：家族中有患过甲状腺癌的人群，其直系亲属患甲状腺癌的风险要比正常人高很多。

（2）甲状腺结节生长迅速：甲状腺结节较常见，一般属于良性，但恶变的信号之一就是较短时间内肿块变大、变硬。

（3）精神压力大和爱生闷气的人：从事高强度、精神压力大工作的人群、有了负面情绪不会合理宣泄的人，甲状腺癌发病率较高。

（4）经常暴露在高辐射工作环境中的人：经常暴露在高辐射环境中的人群甲状腺癌患病率高，其中包括经常做 X 线检查、CT 检查、颈部放射治疗的人群。

（5）碘摄入量过多人群：碘摄入量与甲状腺生理功能明显相关，碘摄入量过多的地区人群甲状腺结节和甲状腺癌的风险均增加。

（6）女性：有研究发现，女性更容易患甲状腺癌；包括雌激素和孕激素在内的女性激素，有可能参与甲状腺癌的发生与发展。

（邹俊杰　石勇铨）

110. 什么是甲状腺囊肿

囊肿是长在人体内某一脏器或体表、囊状的包块，其内容物的性质是液态的；囊肿通常是一种良性疾病，它可以长在人体表面，也可以长在内脏里；常见的囊肿有肾囊肿、肝囊肿、皮下囊肿等，长在甲状腺内的囊肿则称为"甲状腺囊肿"。

甲状腺囊肿多为圆形，直径多为 2～5 厘米，触感光滑，一般不疼或轻微疼痛，随着吞咽上下移动。甲状腺囊肿多数是单发的，少见于多发的。甲状腺囊内液体不多，压力不高时，质地较为柔软，如果液体较多，质地就会比较坚韧。

甲状腺囊肿通常并没有症状，但甲状腺囊肿很大或囊肿内有出血的现象，可能造成一些压迫的症状，如疼痛、吞咽困难、呼吸困难、声音沙哑等。甲状腺内血管较多，血液供应丰富，受到外界压力、炎症等影响，有时会造成小血管的破裂出血，也会形成囊肿，囊液多为陈旧性出血。

甲状腺囊肿只靠触诊难以做出诊断，医生多建议采用超声检查，可准确判定肿块为囊性还是实质性结节，并可区分薄壁还是厚壁囊肿。超声检查可见肿块内有液性暗区，可与实质性结节区别。放射性核素显像多为"冷结节"。甲状腺功能检查多在正常范围。甲状腺囊肿直径如果在 2 厘米以下，对身体无不良影响，通常不用特殊处置，较大的囊肿可通过穿刺抽液处理，反复发作的较大囊肿可通过手术切除。

（邹俊杰　石勇铨）

111. 为什么甲状腺结节患者越来越多

甲状腺结节是一种常见的甲状腺疾病，指各种原因导致甲状腺内出现一个或多个组织结构异常的团块。甲状腺结节的病因很可能系多因素所致，如遗传、放射、免疫、感染因素、碘缺乏、化学物质刺激及内分泌变化等。

我国甲状腺结节患者的确很多，甲状腺结节的患病率高达 18.6%，大致算来我国每 5 个人中就有一个甲状腺结节患者。最近几年，随着检查器械技术的不断提高，当 B 超分辨率达到 1 毫米，60%～70% 的中国人都能检查到甲状腺结节，也就是说 3 个中国人中就有 2 个患有甲状腺结节。

什么原因导致甲状腺结节越来越多呢？

（1）环境因素的影响：碘缺乏的地区最容易发生甲状腺结节，碘缺乏会引起甲状腺细胞不均质增生，导致结节发生。另一方面，碘过多摄入会导致甲状腺激素合成紊乱，也会引起结节生成。因此，保持适当的碘摄入对预防甲状腺结节很关键。

（2）遗传因素：甲状腺结节与遗传有关，原因不明，父母等直系亲属有甲状腺结节的人群，发现甲状腺结节的概率也会比较高。

（3）检测技术的发展：甲状腺结节"高发"的原因，与现在检测技术的发展有一定关系。以前体检做甲状腺检查时，多为医师触诊得出结论，结节检出率非常低。现在多通过高分辨率超声来检查，分辨率可达到 1～2 毫米，甲状腺组织有微小的异常变化均可被检出，从而导致甲状腺结节的检出率比以前大大提高。

（4）社会因素：随着经济发展，人民生活水平提高，健康意识和科学知识普及，人们普遍重视体检，重视对甲状腺疾病的筛查，导致发现甲状腺结节患者越来越多。

（邹俊杰　石勇铨）

112. 脖子粗与甲状腺结节有什么关系

脖子粗与甲状腺结节有一定关系，即甲状腺结节较大时可有脖子粗，但脖子粗不一定是甲状腺结节。毒性弥漫性甲状腺肿、桥本甲状腺炎、甲状腺囊肿、单纯甲状腺肿、亚急性甲状腺炎、甲状腺癌、肥胖引起的脂肪堆积、局部炎症导致颈部淋巴结肿大、甲状舌骨囊肿、皮下纤维瘤、脂肪瘤等都可以导致颈部增粗。最简单的方法可以通过甲状腺、甲状旁腺及颈部淋巴结超声的检查做一个初步评估，后续可通过甲状腺功能、甲状腺相关抗体(甲状腺球蛋白抗体、甲状腺过氧化物酶抗体、促甲状腺素刺激性抗体)、甲状腺相关肿瘤标记物(甲状腺球蛋白抗体、降钙素、癌胚抗原)等的检测做进一步判断。

脖子粗是甲状腺结节比较常见的临床特征，也是大多数患者就诊的主要原因。患者发病初期多无自觉症状，只是触摸时可触及肿大结节，可随吞咽上下移动。肿块生长速度根据病理类型不同而不同，分化良好的甲状腺癌其特点是生长缓慢，尤其是乳头状腺癌，常表现为局限于甲状腺一叶或峡部无症状的肿物，多年生长缓慢，常被患者本人或在常规检查时发现。偶尔长大的肿物，可出现气管压迫、吞咽困难或局部压迫的症状。未分化癌和少数髓样癌常为高度侵犯性，发展迅速，甲状腺结节或肿块多在短期内迅速变硬、增大，腺体在吞咽时上下移动性减少，或固定、触及表面不光滑、边缘不清楚，更多合并有局部症状，如颈部常有不适或胀满感、束紧感。甲状腺髓样癌多表现为孤立较硬的结节，多为单发。结节可有轻度压痛，一般生长较慢，少数也可发展迅速。短时间内脖子增粗速度较快，应尽快就医。

（陈向芳）

—— 专家简介 ——

陈向芳

陈向芳，海军军医大学附属长征医院内分泌科副教授、副主任医师、硕士研究生导师、医学博士。上海市医学会糖尿病专科分会委员，上海市糖尿病康复协会委员。

113. 平时一直吃无碘盐，怎么还会生甲状腺结节

大多数甲状腺结节的发病原因是碘的缺乏，但长期的高碘饮食同样会通过促发体内促甲状腺激素水平的升高而刺激甲状腺组织增生出现结节。因为平时的食盐中已经添加了碘，所以再长期进食含碘量高的食物如海带等，容易引起甲状腺结节。也许正因为如此，一些有一定保健意识的人士，特别是沿海地区的老百姓选择吃无碘盐。

但是，甲状腺结节是由多种病因引起，不仅与碘的摄入过少或过多有关，还与遗传、电离辐射、年龄、甲状腺自身的炎症改变、甲状腺退行性变等有关。还与近年超声技术的飞速发展有关，高分辨率超声在甲状腺领域的广泛应用使甲状腺结节的检出率有很大提高，2～3 毫米的病变通过超声都可被发现。此外也有因其他疾病通过颈部血管超声、CT、MRI 等影像学检查而意外发现甲状腺结节。

（陈向芳）

114. 得了甲状腺结节，还能吃加碘盐吗

碘是人体的必需微量元素之一，缺乏碘会引起碘缺乏病，影响甲状腺。健康成人体内的碘总量为 20～50 毫克，其中 70%～80% 存在于甲状腺。

国家规定，在食盐中添加碘的标准为 20～30 毫克/千克。中国营养学会公布的儿童碘摄入量的安全上限为每日 800 微克，该学会在 2000 年提出每日膳食中碘的推荐摄入量，婴幼儿为 50 微克，儿童为 90～120 微克，成年人为 150 微克。世界卫生组织 2001 年的每日碘的推荐供给量更为细致具体，0～59 个月学龄前儿童：90 微克/天；6～12 岁学龄儿童：120 微克/天；12 岁以上成人：150 微克/天；孕妇和哺乳期妇女：250 微克/天。

饮食中的碘元素对甲状腺的影响最大，摄碘不足或过多都会引起甲状腺病变。碘的缺乏是引发甲状腺肿大的主要原因，高原、山区人群的日常饮食往往含碘不足，应以加碘盐烹饪菜肴。碘过量可以诱发或促进甲状腺功能减退以及自

身免疫性甲状腺炎的发生和发展。患有自主性毒性甲状腺结节、非毒性多结节性甲状腺肿的患者，如长期摄入过量碘可引起碘致甲亢，或者通过细胞凋亡调节机制使细胞凋亡减少并伴有分布不均，直至导致甲状腺结节。因此，沿海地区人群则应控制碘的摄入。

甲状腺结节合并有甲状腺功能亢进阶段的患者应禁止碘摄入，甲状腺结节以及甲状腺结节合并甲状腺功能减退或者自身免疫性甲状腺炎的患者不需要忌碘摄入，但应比常人少，可偶尔吃点碘盐，多吃无碘盐。

含碘食物排行榜（每 100 克所含）前三名分别为裙带菜（干）（15878 微克）、紫菜（干）（4323 微克）、海带（鲜）（923 微克），而排名第四的是鸡精（766.5 微克）。因此，有甲亢疾病的人应避免吃这类高含碘食物。

（陈向芳）

115. 甲状腺良性结节会变成恶性的吗

甲状腺结节是一种生活中非常常见的疾病，特别是在中年女性中比较常见，女性与男性发病率比例约为 3∶1。甲状腺结节可以是一个，也可以是多个，结节可以聚集在一侧，或两侧都有。结节可由多种甲状腺疾病引起，如甲状腺的退行性变、炎性结节、毒性结节性甲状腺肿、自身免疫性疾病，甚至是新生占位等都可以表现为甲状腺结节。一般把甲状腺结节分良性及恶性两大类，良性结节占绝大多数，恶性结节不足 5%。总体来说，大多数甲状腺结节患者早期都没有明显症状，有些会出现甲状腺轻度肿大、质软，无自觉症状，有时随着腺体增大，出现结节，肿大严重时可出现压迫症状。

一旦发现有甲状腺结节，患者不免担心会不会转变为恶性的，我们主要关注以下这些恶性结节的高危因素：对于儿童或青少年时期有头部放射性照射或放射性接触史的；有甲状腺癌家族史的；患者年龄 <14 岁或者 >70 岁；男性发生结节；短时间内结节明显增大。因此，对于甲状腺结节患者，特别是具有上述高危因素的患者需要定期随访。

超声作为甲状腺结节的首选检查方法，可以全面了解甲状腺结节情况，对 5 毫米以下小结节较为敏感，同时还可以协助细针穿刺检查行细胞学检查。现有的国内外诊治指南提出，出现以下两种及两种以上情况时需考虑恶性的可能：形状不规则，边界模糊或界限不清，结节内呈实性低回声者，结节周边无声晕，结节内有 1～2 毫米以下微小钙化灶（需明确排除滤泡结晶可能），结节内血管呈条线状分布者。

甲状腺细针穿刺抽吸（FNA）检查是目前鉴别良恶性结节的最可靠、价值最高的诊断手段，它的诊断精准率高达 95%，尤其是超声引导下行有创检查更是提供了三维空间的可能。同时对其他良性甲状腺结节的诊断也有重要意义。其他辅助检查如血清学检查，特异性肿瘤标志物的升高提示相应类型的肿瘤可能（如降钙素的显著升高与甲状腺髓样癌密切相关），同时研究发现长期甲状腺相关抗体升高者，肿瘤发生率较常人明显升高；CT、MRI 等检查同时能够明确与周边组织的关系、有无腺体外转移等，可根据患者情况选择个体化诊断手段。

（汤　玮）

── 专家简介 ──

汤　玮

汤玮，海军军医大学附属长征医院内分泌科副主任医师、副教授、硕士研究生导师、医学博士。中国人民解放军微血管病学专业委员会青年委员，上海市医学会糖尿病专科分会副主任委员、内分泌专科分会甲状腺学组委员。

116. 十字花科食物对甲状腺结节有影响是真的吗

十字花科是植物中最繁盛的科之一。人类食用的蔬菜中有许多种出自本科，大约共有 338 个属，约 3700 种，原产自北半球温带地区，现已被引种到世界各地。因该科植物大多数的花瓣为四瓣，分布呈十字形，故命名为十字花科。中国人常吃的蔬菜中很大一部分都是十字花科，例如各种大白菜、小白菜、圆白菜、白色菜花、绿色菜花（俗称西兰花）、各种油菜（包括鸡毛菜等）、芥蓝、芥菜、雪里蕻、榨菜头、苤蓝、各种绿叶野菜、各种萝卜等（胡萝卜除外）。

有研究表明，十字花科植物中有一类抗氧化物质——硫苷，在某些条件下，硫苷会水解生成异硫氰酸盐。而硫氰酸盐通过竞争性抑制碘-钠转运体（NIS）的活性，进而抑制甲状腺碘吸收，进而造成人体内甲状腺激素生成障碍，长久会导致甲状腺肿大。但是这种作用只发生在血浆中硫氰酸盐浓度比较高的情况下（4.8～6.4 毫克/升），而我国大多数地区的人群硫氰酸盐浓度都是远低于此值的。而一些缺碘地区的人群（碘摄取量低于每天 100 微克时），会导致硫氰酸盐/碘（SCN/I）排泄比较低，这样的低排泄比可导致促甲状腺激素（TSH）水平提高和甲状腺素(T_4)浓度降低。一些类黄酮也会加强硫氰酸抑制甲状腺的作用,例如平时常吃的橘子、梨、苹果、葡萄等水果中含有的类黄酮可被肠道细菌分解后,具有加强硫氰酸盐抑制碘吸收的作用。但是该强化作用一般是在大量(0.5～1千克)食用萝卜、西兰花等十字花科蔬菜后马上吃水果才比较明显。

一般情况下,类黄酮加强硫氰酸盐抑制碘吸收的强化作用并不明显。此外,吸烟也是升高体内硫氰酸盐浓度的因素之一。有研究表明,不吸烟者血浆中硫氰酸盐浓度为 0.1～0.4 毫克/升,硫氰酸盐在吸烟者血清中明显高,而重度吸烟者的浓度一般为 5～20 毫克/升。

总之,引起体内硫氰酸含量过高进而导致甲状腺肿大的原因有:①大量吸烟;②处于低碘地区,吃不到碘盐,吃不到海产品;③短时间内食用500～1000 克富含硫氰酸的十字花科食物;④同时大量食用十字花科和富含类黄酮的水果。甲状腺结节患者要同时满足以上 4 个条件中的 3 个条件才需要减少十字花科食物的摄入。一般甲状腺结节患者可正常摄取该类食物。

(汤　玮)

117. 桥本甲状腺炎患者的甲状腺结节容易是恶性的吗

桥本甲状腺炎是临床上最常见的慢性自身免疫性甲状腺炎症,也是甲减最常见的原因。桥本甲状腺炎的自然病程也往往伴随着甲状腺组织的不断破坏、纤维化、被其他实性组织替代等,可能存在癌变的风险。典型的桥本甲状腺炎甲状腺 B 超往往显示甲状腺弥漫性肿大,可见散在低回声区,呈网络状分布,这个炎性低回声影像极易与甲状腺结节的低回声影像相混淆,因此有经验的超声医师的判断就显得非常重要。也有一部分桥本甲状腺炎也同时合并甲状腺结节,这些结节大部分为良性病变,少部分为甲状腺乳头状癌、滤泡细胞癌等恶性病变。

有文献报道,桥本甲状腺炎可以合并甲状腺癌的发生率为 10％～23％,比单纯甲状腺恶性结节的发生率(10％)要稍高一些,其中乳头状癌居多,文献报道占 56％以上。两者之间是否有相同的病因和发病机制,甚至桥本甲状腺炎是否会影响结节的性质以及分化型甲状腺炎的生物学走向目前都还不太清楚。有研究表明,桥本甲状腺炎并发甲状腺癌的高危因素包括:①病史较长、在弥漫性病变基础上出现单发结节,抑制治疗后结节不缩小,或在药物治疗过程中出现甲状腺单发结节；②B超或CT检查证实为单发或多发实性结节，尤其有细小钙化者，核素扫描证实为冷结节；③临床或影像学检查发现颈淋巴结肿大；④伴有声音嘶哑、颜面水肿及颈部压迫症状等；⑤有颈部放射史者。

因此，对于桥本甲状腺炎合并结节的患者需要密切随访观察，常规行甲状腺B超检查，以便及时发现甲状腺结节，如存在上述危险因素，应行甲状腺细针穿刺细胞学检查（FNAC）。FNAC是鉴别结节良恶性最可靠、最有价值的诊断方法，怀疑结节为恶性者均应行FNAC，术前FNAC有助于术前明确肿瘤的细胞学类型，确定正确的手术方案。

总之，桥本甲状腺炎合并甲状腺结节，恶性率比单纯甲状腺结节要大。因此，定期随访、及时发现甲状腺结节，并判断良恶性是非常有意义的。

（汤　玮）

118. 得了甲状腺结节会有什么不舒服

绝大多数人得了甲状腺结节都是不知不觉的，常常是通过体检、偶然照镜子，或者洗脸、洗澡触摸脖子时发现异常，还有的患者在行胸部CT、颈椎MRI，或者PET-CT等影像学检查时意外发现有甲状腺结节。只有当结节大到压迫周围组织或有浸润周围组织时，才会出现相应的临床表现，比如声音嘶哑、呼吸不畅、吞咽困难等。

当合并甲状腺功能亢进时，可以出现怕热、多汗、消瘦、大便次数增加、心慌、手抖、易激动、易怒等；相反，合并甲状腺功能减退时，则出现怕冷、便秘、经期延长、浮肿等等；甚至有些患者是疑似咽喉不适、异物感、痰咳不出等类似咽喉炎的症状就诊时，由呼吸内科或全科医师发现而转诊到内分泌科就诊，经甲状腺B超等相关检查才发现原来是甲状腺结节。

（郑骄阳）

—— 专家简介 ——

郑骄阳

郑骄阳，海军军医大学附属长征医院内分泌科副主任医师、副教授、硕士研究生导师、医学博士。上海市医学会糖尿病专科分会委员、骨质疏松专科分会委员。

119. 照镜子突然发现脖子上长了个东西，有点痛，这是怎么回事

　　患者通过照镜子突然发现脖子上长了个东西，有点痛，可能性比较大的是甲状腺囊肿伴囊内出血。

　　甲状腺囊肿也是一种甲状腺结节的表现形式，但它并不同于一般意义上的甲状腺结节。甲状腺囊肿内包裹着的是液体，正因为这个特性，所以甲状腺囊肿多呈圆形的，触诊光滑，没有凹凸不平的感觉，囊肿的边缘清楚，多数甲状腺囊肿并不痛，偶尔会有轻微的压痛或胀痛，随着吞咽动作而上下移动。大多数甲状腺囊肿只有一个，但也有一小部分患者为多发结节。囊肿不饱满时，质地多较柔软，有轻微波动感；当囊肿内液体增多或伴囊内出血时，脖颈处可见明显肿大并有胀痛感。

　　此时，单纯通过触诊难以做出诊断，超声检查就可以准确判定结节是囊性还是实性结节，并可区分囊壁属于薄壁还是厚壁。当做超声检查时，可以明确地看到结节内有无液性暗区，这时就可以与实质性结节区别了。一般甲状腺功能检测在正常范围内，甲状腺囊肿多是良性的。

　　治疗甲状腺囊肿有很多方法，包括手术治疗、细针抽吸，同时行囊内注射无水乙醇可使蛋白质凝固、变性，蛋白膜的通透性降低，囊壁细胞变性、坏死，形成无菌性炎症，使囊壁发生粘连、闭合，起到治愈病变的目的。尤其是对囊壁分泌细胞的破坏干预，可达到预防甲状腺囊肿复发的目的。穿刺抽液联合无水乙醇注射技术是一项常规治疗手段，方法简单、疗效安全、重复性高、效果显著，同时又避免了手术的无奈选择，是最适合甲状腺囊肿的治疗手段。

　　但需要注意的是，诊治甲状腺囊肿的同时需要行细胞学检查，明确排除恶性可能，以免造成病情延误。当甲状腺囊肿合并甲状腺恶性肿瘤时需要小心，在抽吸囊液时可通过细胞学检查，如发现癌细胞，则根据病理报告可行手术等进一步的治疗措施，但这种情况一般比较少见。此外，如果伴有发热，还应排除亚急性甲状腺炎的可能性。

（郑骄阳）

120. 发现甲状腺结节，都要做穿刺检查吗

　　当体检发现甲状腺结节时，也许没有感觉到什么不适的症状，通过一系列后

续的检查,医生可能会建议做甲状腺穿刺检查。对于医生来说,判断甲状腺结节的良恶性是一个挑战,而甲状腺细针穿刺可以直接获取结节的细胞学结果,是明确结节性质的重要检查手段。如果通过术前甲状腺穿刺的方式明确良性还是恶性,可以减少不必要的手术。如果是甲状腺癌,术前进行了穿刺,明确了病理分型,对手术方式的选择以及术后处理也是有帮助的。

甲状腺细针穿刺目前已成为评估甲状腺结节的常规检查手段。根据 2012 年中国甲状腺结节和分化型甲状腺癌诊治指南建议,凡直径＞1 厘米的甲状腺结节,均可考虑甲状腺细针穿刺检查。但在下述情况下,甲状腺细针穿刺不作为常规:经甲状腺核素显像证实为有自主摄取功能的"热结节"、超声提示为纯囊性的结节、根据超声影像已高度怀疑为恶性的结节。

直径＜1 厘米的甲状腺结节,不推荐常规行甲状腺细针穿刺。但如存在下述情况,可考虑超声引导下甲状腺细针穿刺:超声提示结节有恶性征象,伴颈部淋巴结超声影像异常,童年期有颈部放射线照射史或辐射污染接触史,有甲状腺癌或甲状腺癌综合征的病史或家族史,$[^{18}F]$-氟代脱氧葡萄糖 PET 显像阳性,伴血清降钙素水平异常升高。

(陈颖超　陆颖理)

—— 专家简介 ——

陆颖理

陆颖理,医学博士、教授、主任医师、博士研究生导师,上海交通大学医学院附属第九人民医院内分泌科主任。上海市医学会内科学专科分会副主任委员、内分泌专科分会副主任委员,中华医学会内科学分会委员、糖尿病学分会委员,上海糖尿病康复协会常务委员。

121. 甲状腺细针穿刺会造成肿瘤扩散吗

从理论上讲,对癌、瘤的任何刺激,包括针刺、切除、取活组织或其他检查,以及麻醉药物注射,甚至用力揉搓和挤压等,都可能造成癌细胞的脱落和扩散、转移。但是,大部分癌细胞在机体免疫机制的作用下并不能存活,少量的肿瘤细胞脱落并进入血液循环,机体免疫系统会很快将它们杀灭。即使出现种植,其生长也需要一定时间。根据肿瘤细胞动力学研究结果,快速生长的肿瘤倍增时间可能在 1～4 周,而生长较慢的肿瘤其倍增时间可能为 2～6 个月,如果能够在诊断后早期合理治疗,肿瘤扩散转移的风险是可以通过治疗来抵消的。

令人欣慰的是,世界各国的大样本随访跟踪调查研究发现,甲状腺细针穿刺并不会导致肿瘤扩散。因为甲状腺结节细针穿刺选的用具是极细的针,穿刺时吸取甲状腺组织进行细胞学检查。此方法操作简便、组织损伤小、安全经济、诊断迅速,一般半小时即可做出诊断,是目前世界公认最有效的术前甲状腺结节良恶性鉴别的金标准,也是多种甲状腺疾病诊断与鉴别诊断的有效方法。细针穿刺采取抽吸取材,吸取的组织由于负压吸引而藏于针芯中,不会漏出而污染其他层次的组织,无肿瘤扩散之虞。甲状腺结节细针穿刺运用至今,未见有针道种植肿瘤的报道,因此大可不必担心穿刺会引起肿瘤扩散。

利用甲状腺细针穿刺细胞学检查这样最直接的办法,尽快明确结节的性质,能够帮助医生在最短的时间内做出最明智的治疗决策。因此,建议甲状腺结节患者听从医生的检查安排,不要过多担心,心理负担过重只会延误诊治时机,使病情加重。

（陈颖超　陆颖理）

122. 做细针穿刺检查后不能确定性质，怎么办

甲状腺细针穿刺检查是一项较成熟的诊断技术,一般不受甲状腺结节大小的限制,且几乎无任何并发症,亦未见有肿瘤种植的报道,可重复操作。大量文献证明,甲状腺结节的细针穿刺对诊断良性结节十分可靠。但是细针穿刺亦受到取材部位、病理诊断者的水平等因素局限,如细胞成分太少,或仅为炎性成分,导致取材无法诊断或不满意。并且,细针穿刺取材只能观察细胞形态和结构变化,缺乏对整体组织结构的了解,因此对细胞增生活跃状态不能做出明确诊断,也无法准确区分甲状腺滤泡状癌和滤泡细胞腺瘤。

经细针穿刺检查仍不能确定良恶性的甲状腺结节,可以再次行细针穿刺检查以进一步明确,亦可通过临床和超声随访,如果观察到结节体积或直径明显增大,或其他恶性结节征象时,再次行细针穿刺检查或直接手术切除治疗。对穿刺标本还可以进行某些甲状腺癌的分子标记物检测,例如 *BRAF* 突变、*Ras* 突变、*RET/PTC* 重排等,能够提高确诊率。检测术前穿刺标本的 *BRAF* 突变状况,还有助于甲状腺乳头状癌的诊断和临床预后预测,便于制订个体化的诊治方案。

与触诊下甲状腺细针穿刺相比,超声引导下甲状腺细针穿刺的取材成功率

和诊断准确率更高。为了提高甲状腺细针穿刺的准确性，可采取下列方法：在同一结节的多个部位重复穿刺取材、在超声提示可疑征象部位取材、在囊实性结节的实性部位取材，同时进行囊液细胞学检查。此外，经验丰富的操作者和细胞病理诊断医师也是保证甲状腺细针穿刺成功率和诊断准确性的重要环节。

（陈颖超　陆颖理）

123. 什么是"冷结节""温结节""凉结节""热结节"

（1）"热结节"：结节吸收的放射性显影高于周围的甲状腺组织。这种结节一般是属于功能较高的结节，患者常有甲亢。热结节多为良性，一般不会是癌性病变。

（2）"温结节"：结节的放射性显影与周围的甲状腺组织的放射性显影相同。这种结节多提示桥本甲状腺炎、亚急性甲状腺炎修复期、甲状腺良性肿瘤。

（3）"凉结节"：结节的放射性显影低于周围的甲状腺组织的显影。这种结节也多见于甲状腺的良性肿瘤及炎症，也可见于甲状腺恶性肿瘤。

（4）"冷结节"：结节没有放射性显影。这种结节见于多种疾病，既可以是甲状腺癌，也可以是各种良性病变，如甲状腺囊肿、甲状腺腺瘤出血或囊变、亚急性甲状腺炎急性期等。但是，如果冷结节较大，与周围甲状腺组织分界不清楚，而且是单一性结节，要注意有甲状腺癌的可能性。

总而言之，甲状腺扫描"热"或"温"结节多为良性，"冷"结节特别是单个"冷"结节，癌的发生率较高。

（陈颖超　陆颖理）

124. 原来的甲状腺结节增大明显，是怎么回事

甲状腺结节短期明显增大，要特别注意是否伴有提示结节恶变的症状和体征，比如声音嘶哑、呼吸困难、吞咽困难、结节固定、颈部淋巴结肿大等。超声征象提示的甲状腺结节"明显增大"，一般是指结节体积增大 50％以上，或至少有两条径线增加超过 20％，并且超过 2 毫米。

当甲状腺结节明显增大时需要考虑以下原因：①甲状腺结节出现恶变可能，结节增长迅速，需及时行甲状腺 B 超，以及细针穿刺与细胞学检查明确病情，

尽快手术；②对于囊实性结节来说，可以根据实性部分的生长情况决定是否进行加装新细针穿刺检查；③甲状腺囊性结节内出血或者囊液迅速增多，如出现压迫症状，需及时抽出囊液；④TSH 短期内明显升高，导致甲状腺结节增生，需查甲状腺功能及甲状腺自身抗体，明确甲状腺功能和病因，必要时补充甲状腺激素治疗。

（郑骄阳）

125. 甲状腺结节都要手术切除吗

恶性甲状腺结节，即甲状腺癌，占甲状腺结节患者的 5%～15%，对此类患者建议手术治疗。临床上如何准确发现这些患者呢？

（1）询问有无家族病史：患者发现一个结节，要到医院找相关的医生进行一系列的检查，在检查时要询问他的病史，家族中有没有甲状腺疾病患者。

（2）询问有无放射治疗史：如果有放射治疗病史的人，特别是在青春期就发现长了一个甲状腺结节，特别是孤立的结节，那么甲状腺得癌的可能性就相对比较大。

（3）B超检查可以看到结节内部的结构，包膜是否完整，周围的淋巴结是不是肿大，同时还需要做放射性核素扫描，看看它是"热结节"还是"冷结节"。

（4）甲状腺细针穿刺与细胞学检查的结果可以看作是临床诊断甲状腺结节和指导甲状腺结节治疗的金标准，也是决定甲状腺结节是否需要手术治疗的关键性决定因素。术前细胞学检查结果若为恶性，应行甲状腺切除术，术后定期随访；若结果是良性，可以每年复查甲状腺 B 超随诊即可；但结果若是"恶性可疑""不确定"或"标本未能诊断"时需要复查细胞学检查，或结合其他血清学或无创检查结果，考虑复查组织细胞学检查或直接手术治疗。

此外，临床上多种甲状腺疾病都可表现为结节，其中绝大多数都是良性结节，具有稳定性高的特征，五年内随访结节体积变化并不大。当部分良性甲状腺结节患者出现以下情况时，也可以考虑进行手术治疗：①出现与结节明显相关的局部压迫症状；②合并甲状腺功能亢进，而内科治疗无效者；③肿物位于胸骨后或纵隔内；④结节进行性生长，临床考虑有恶变倾向或合并甲状腺癌高危因素；⑤因外观或思想顾虑过重影响正常生活，而强烈要求手术者，也可作为手术的相对适应证。

（陈向芳）

126. 甲状腺结节切除术后需要注意哪些事项

甲状腺结节手术后的早期,要注意手术伤口有无渗血、有无感染、有无发热等异常情况。如果出现,应该及时处理。要留心说话声音有无变化、嘶哑等,出现这种情况则提示可能有喉返神经的损伤,这常常需要一段时间才能够恢复。要注意有没有发生抽搐,如果发生则提示手术时可能波及甲状旁腺,此时应该检查血液中的钙离子水平、甲状旁腺素的水平等,并及时补充钙,使病情控制。

甲状腺结节患者在手术后的晚期,最常见的问题是容易引起甲状腺功能减退,因此,手术后应定期到医院复查甲状腺功能。在生活中也应留心是否有怕冷、懒言少语、食欲减退、大便秘结、反应迟钝、皮肤变粗糙、面部浮肿等情况。若出现上述情况,应立即就诊。这种情况通常在手术后的数月甚至数年后出现,因此有甲状腺手术病史的患者应该给予重视。

患者应规律生活,保持乐观情绪,避免过度劳累,冬天注意保暖。患者宜食用加碘盐,摄取含碘丰富的食物,以预防缺碘所致地方性甲状腺肿;避免摄入阻碍甲状腺激素合成的食物,如卷心菜、菠菜、萝卜及核桃等。

(汤　玮)

127. 甲状腺结节可以做微创手术切除吗

甲状腺微创手术因其良好的术后外观效果,可作为良性甲状腺结节的手术手段之一。手术径路包括胸骨切迹上径路、锁骨下径路、前胸壁径路、腋窝径路和其他径路。建议选择手术径路时,应尽量减少创伤,并且避免非Ⅰ类切口入路。

一般来说,甲状腺微创手术治疗的适应类型主要考虑以下几个方面:第一类是有恶性可能者,考虑目前还没有恶变,为了预防继续发展,微创手术是非常有优势的。第二类是良性肿瘤,还没有恶变是可以做的。第三类是已经考虑有可能恶变,需要慎重,要考虑直接手术的可能性。

如果说微创手术后才发现恶变了,或者说已经是癌了,可是在手术的处理过程又没有按照癌处理,如果时间很短,术创面还很新鲜,粘连还没有形成,组织结构也依然辨得清晰,依然还可以做微创手术。如果时间长了,粘连很严重,组织结构都发生改变,这样的情况下,就不能做微创手术了。

(汤　玮)